CHOLESTERIN
IN BALANCE

Gesund Kochen, Klug Genießen: Cholesterin senken Kochbuch mit zahlreichen Farbfotos + 30 Tage Ernährungsplan - Genussvolle Rezepte für einen ausgeglichenen Cholesterinspiegel

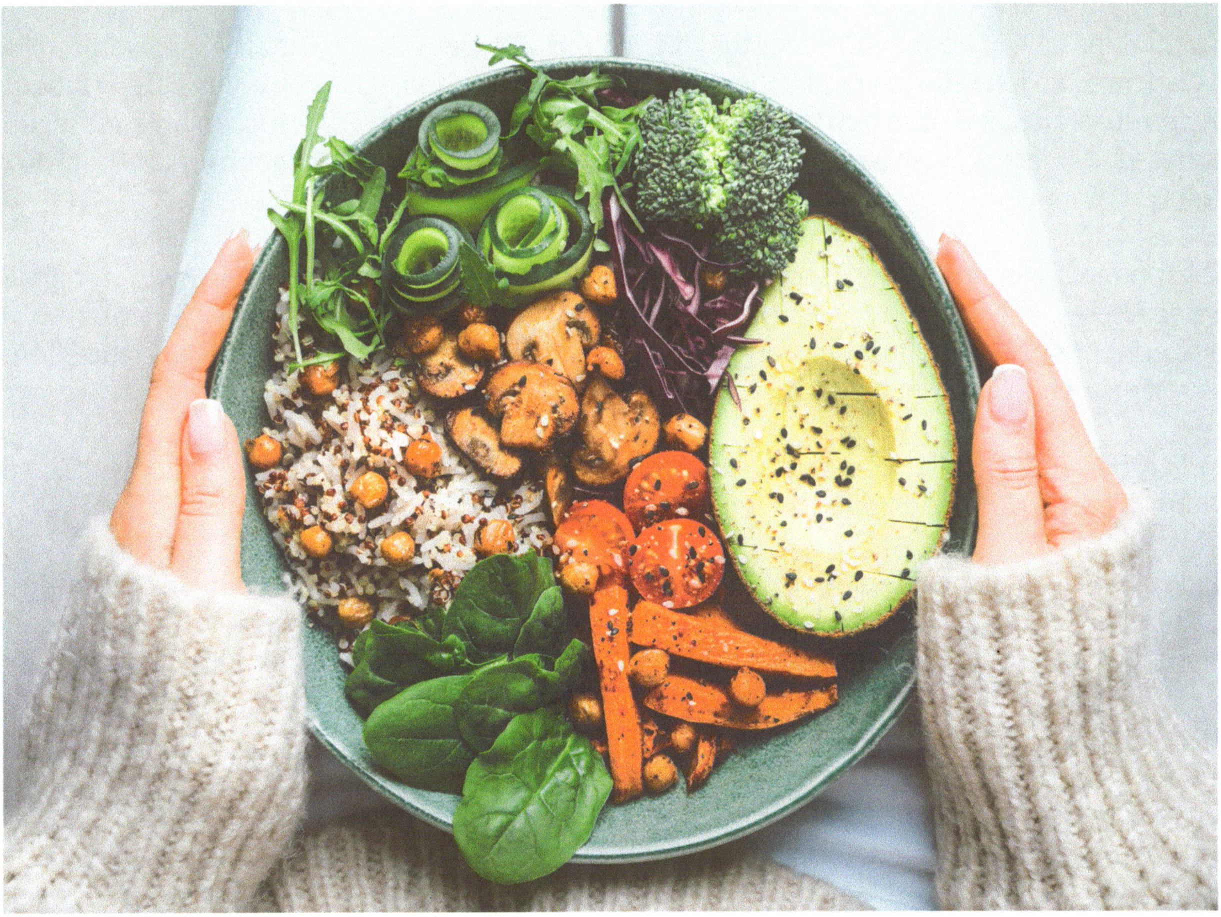

VORWORT

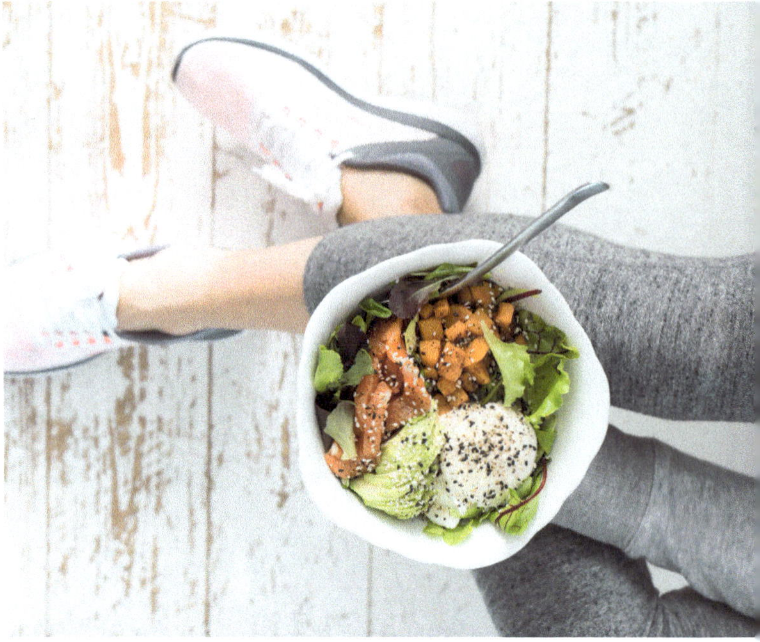

Liebe Freunde des guten Essens,

ich möchte euch herzlich in meinem Kochbuch "CHOLESTERIN IN BALANCE - Gesund Kochen, Klug Genießen" begrüßen. Als jemand, der selbst mit den Tücken eines hohen Cholesterinspiegels gekämpft hat, ist es mir ein persönliches Anliegen, zu zeigen, dass gesundes Essen unglaublich lecker sein kann.

Dieses Buch ist aus meiner eigenen Reise zu einem gesünderen Leben entstanden. Ich weiß aus erster Hand, wie überwältigend es sein kann, den Cholesterinspiegel im Blick zu behalten und gleichzeitig Mahlzeiten zu genießen, die wirklich schmecken. Genau deshalb habe ich "CHOLESTERIN IN BALANCE" geschrieben.

Hier findet ihr eine Vielzahl von Rezepten, die ich mit viel Liebe und Sorgfalt ausgewählt habe. Es sind Gerichte, die ich selbst gerne koche und esse, und die zeigen, dass gesundes Essen farbenfroh, abwechslungsreich und vor allem köstlich sein kann. Von nahrhaften Frühstücken bis zu sättigenden Abendessen – dieses Buch steckt voller Ideen, die euren Gaumen erfreuen und eurem Körper guttun.

Ein besonderes Herzstück des Buches ist der 30-Tage-Ernährungsplan. Er ist mein persönlicher Wegbegleiter gewesen, und ich hoffe, er wird auch euch helfen, den Einstieg in eine cholesterinbewusste Ernährung zu finden. Jeder Tag bietet neue, ausgewogene Mahlzeiten, die euch zeigen werden, wie vielfältig gesundes Essen sein kann.

Natürlich dürfen auch die Farbfotos nicht fehlen, die jede Mahlzeit zum Star machen. Sie sollen euch inspirieren und Lust darauf machen, die Rezepte selbst auszuprobieren.

Ich lade euch ein, mich auf dieser kulinarischen Reise zu begleiten. Lasst uns gemeinsam entdecken, wie einfache Veränderungen in der Ernährung einen großen Unterschied für unsere Gesundheit machen können. Genießt jeden Bissen, seid kreativ in der Küche und findet eure eigene Balance.

Mit besten Wünschen für viele genussvolle und gesunde Mahlzeiten!

EINFÜHRUNG IN DIE DIÄT

Das gesunde Essen sollte eine Freude im Leben sein. Wir alle möchten, dass unsere Mahlzeiten nicht nur unsere Geschmacksknospen kitzeln, sondern auch unseren Körper ernähren. Dieses Kochbuch bietet eine breite Palette von Auswahlmöglichkeiten, von köstlichen Vorspeisen bis hin zu verlockenden Desserts. Das Beste daran? Sie sind nicht nur reich an Geschmack, sondern auch frei von den Übeltätern schlechter Ernährung: übermäßigem Natrium, zugesetztem Zucker, gesättigten Fetten und Transfetten. Diese Ernährungsschurken sind dafür bekannt, den Gehalt an schädlichem LDL-Cholesterin (LDL, allgemein als "schlechtes" Cholesterin bekannt) in unserem Blut zu erhöhen. Ein erhöhter LDL-Cholesterinspiegel ist ein signifikanter Risikofaktor für Herzerkrankungen, daher ist es wichtig, dagegen anzugehen.

Lassen Sie uns nun gemeinsam auf eine Reise gehen, um das Risiko von Herzerkrankungen zu managen, speziell auf dem deutschen Markt. Diese Reise beginnt damit, Ihre persönliche Situation zu verstehen und alle Faktoren zu identifizieren, die zu Ihrem Risiko beitragen können. Einige Faktoren wie Alter und familiäre Krankengeschichte liegen außerhalb unserer Kontrolle. Viele Risikofaktoren sind jedoch in unserer Reichweite. Lebensstilentscheidungen wie Rauchen, körperliche Inaktivität und Ernährungsgewohnheiten sowie Erkrankungen wie hoher Blutcholesterinspiegel, hoher Blutdruck, Fettleibigkeit und Diabetes sind alle veränderbare Faktoren. Die gute Nachricht ist, dass Herzerkrankungen größtenteils vermeidbar sind, und Sie haben die Macht, einen Unterschied zu machen.

Um Ihr Cholesterin zu senken und andere Risikofaktoren zu kontrollieren, können Sie Ihre Gewohnheiten ändern, insbesondere Ihre Ernährungs- und Lebensstilentscheidungen. Wie stark Sie Ihre Ernährung und Ihren Lebensstil anpassen müssen, hängt von mehreren

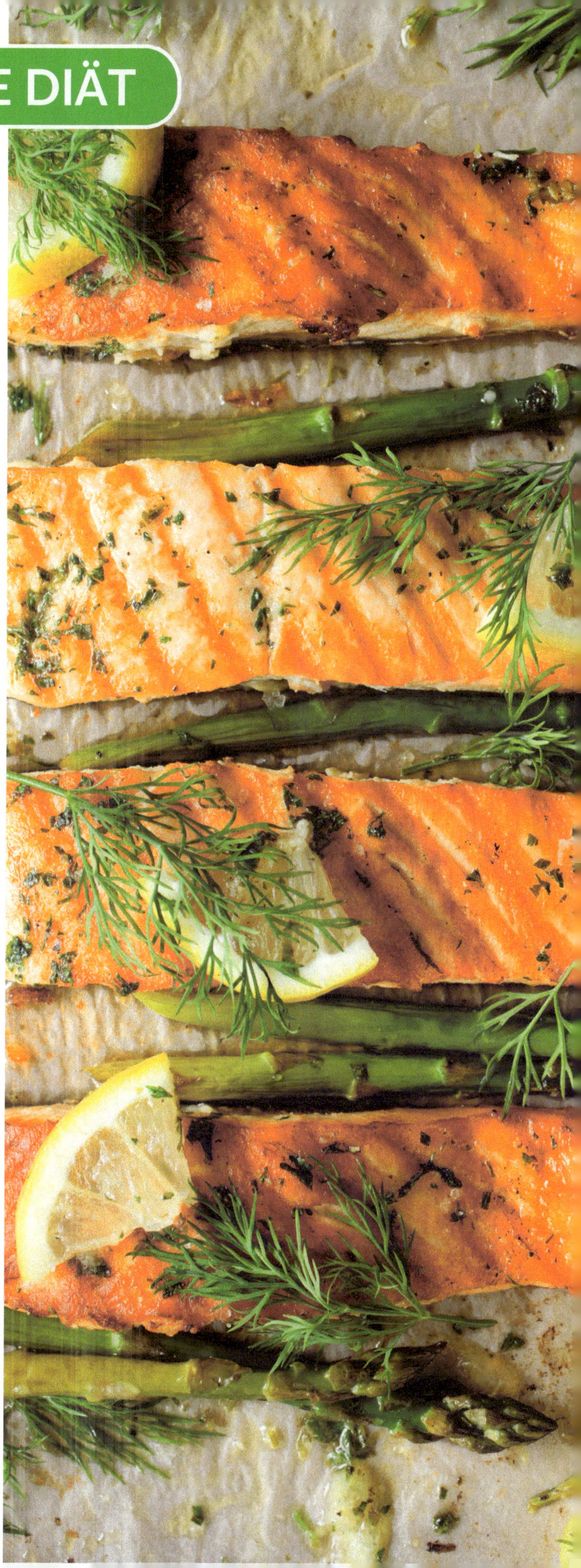

Faktoren ab, einschließlich Ihrer anderen Risikofaktoren und wie Ihr Körper auf Veränderungen in Ihrer Ernährung reagiert. Für viele Menschen können bereits geringfügige Veränderungen das Risiko erheblich reduzieren. Andere müssen möglicherweise umfassendere Lebensstiländerungen vornehmen. Gesund zu essen und körperlich aktiv zu bleiben, sind die besten Möglichkeiten, um Ihren LDL-Cholesterinspiegel und andere beeinflussbare Risikofaktoren zu kontrollieren.

Cholesterin findet sich auch in Lebensmitteln tierischen Ursprungs wie Fleisch, Geflügel und Vollmilchprodukten. Ihre Leber produziert mehr Cholesterin, wenn Sie eine Ernährung mit viel gesättigten und Transfetten zu sich nehmen. Daher ist es wichtig zu wissen, was Sie essen sollten und was Sie reduzieren sollten, um Ihren Blutcholesterinspiegel niedrig zu halten.

In Ergänzung zu einer gesunden Ernährung wissen wir, dass ein gesunder Lebensstil, insbesondere regelmäßige körperliche Aktivität, ein wichtiger Schritt ist, um Ihr Risiko für Herzerkrankungen und Schlaganfall zu reduzieren. Sie können Ihren Cholesterinspiegel hauptsächlich durch regelmäßige Bewegung und das Management Ihres Gewichts senken. Selbst wenn Ihnen cholesterinsenkende Medikamente von Ihrem Arzt verschrieben werden, sollten Sie dennoch Ihre Ernährung und Ihren Lebensstil anpassen.

Und schließlich bedeutet die Verwaltung Ihres Risikos, sich zu einem Lebensstil zu verpflichten, der ein längeres und gesünderes Leben fördert. Wenn Sie klug essen, körperlich aktiv bleiben, Statine einnehmen (wenn verschrieben) und den Empfehlungen Ihres Arztes folgen, stehen die Chancen gut, dass Sie Folgendes erreichen.

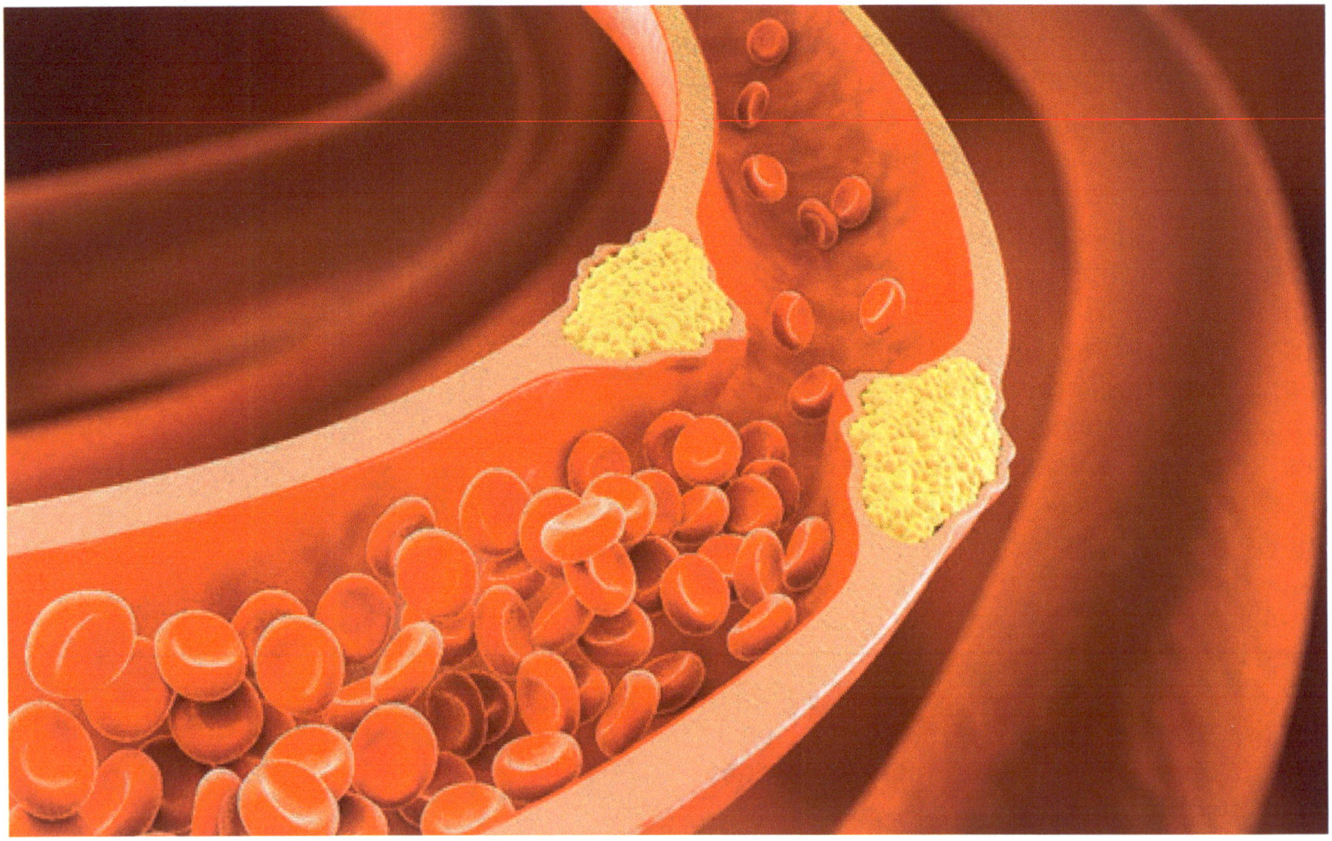

WAS IST CHOLESTERIN

Die Übernahme eines herzgesunden Lebensstils zur Senkung des Cholesterinspiegels ist eine Veränderung, von der jeder profitieren kann, der mit einem hohen Cholesterinspiegel diagnostiziert wurde. Mangelnde körperliche Bewegung und der Verzehr falscher Arten von Lebensmitteln tragen oft zu hohem Cholesterin bei. Das bedeutet jedoch auch, dass ein Lebensstil, der Bewegung und den Verzehr herzgesunder Lebensmittel einschließt, dazu beitragen kann, meinen Cholesterinspiegel auf natürliche Weise zu senken. In diesem Kapitel werden wir die Grundlagen des Cholesterins behandeln: Was es ist und wie es im Körper funktioniert. Wir werden erklären, welche Lebensmittel wissenschaftlich nachgewiesen wurden, um den Cholesterinspiegel zu senken. Außerdem werde ich Ihnen Hilfsmittel vorstellen, die es Ihnen erleichtern können, Ihren cholesterinsenkenden Lebensstil zu starten.

Was ist Cholesterin?

Cholesterin ist eine wachsartige, fettähnliche Substanz, die unser Körper natürlicherweise produziert, um Zellen aufzubauen. Obwohl es technisch gesehen kein Fett ist, ist Cholesterin von Lipiden (Fetten) umhüllt, die es ermöglichen, durch den Blutkreislauf zu gelangen. Das Problem ist nicht allein das Cholesterin - jeder hat es, und wir produzieren natürlicherweise alles, was wir brauchen. Das Problem liegt darin, dass die Standard-amerikanische Ernährung (SAD) zu viel gesättigtes Fett enthält, was dazu führt, dass unsere Leber einen Überschuss an Cholesterin produziert. Wenn Sie also mit einem Cholesterinproblem diagnostiziert wurden, ist es wichtig zu wissen, welche Art von Cholesterinproblem Sie haben. Es gibt drei Arten von Cholesterin, von denen jede ihre eigene Rolle und ein als gesund betrachtetes "Ziel" hat.

LDL steht für Low-Density-Lipoproteine. LDL-Cholesterin wird oft als "schlechtes" Cholesterin bezeichnet, weil zu viel LDL-Cholesterin Plaque an den Arterienwänden verursachen kann. Je mehr LDL-Cholesterin im Blut vorhanden ist, desto höher ist das Risiko von Herzerkrankungen.

HDL steht für High-Density-Lipoproteine. HDL-Cholesterin wird als "gutes" Cholesterin bezeichnet, weil es Cholesterin zur Leber transportiert, wo es aus dem Körper ausgeschieden wird. Ein höherer HDL-Cholesterinspiegel ist wünschenswert; eine niedrige Anzahl von HDL-Cholesterin erhöht das Risiko von Herzerkrankungen.

Triglyceride sind eine Art von Fett im Blut. Hohe Triglyceride erhöhen das Risiko von Herzerkrankungen, insbesondere bei Frauen. Die Senkung eines zu hohen LDL-Cholesterinspiegels ist wichtig. Wenn eine Person zu viel Cholesterin hat, kann es sich ansammeln und an den Arterienwänden haften bleiben, was als Plaque bezeichnet wird. Dicke, harte Plaque kann dann die Arterien verengen und weniger flexibel machen; dieser gefährliche Zustand wird als Arteriosklerose (Arterienverhärtung) bezeichnet. Wenn sich ein Blutgerinnsel bildet und auf eine durch Plaque verengte Arterie trifft, kann dies zu einem Herzinfarkt und/oder einem Schlaganfall führen.

Mein Risiko, einen hohen Cholesterinspiegel zu entwickeln, hängt von mehreren Aspekten meines Lebensstils ab, die ich kontrollieren kann, wie:

- Eine herzgesunde Ernährung befolgen
- Täglich mindestens 30 Minuten Sport treiben
- Nicht rauchen
- Einen gewünschten Körperfettanteil haben

Es hängt auch von Faktoren ab, die außerhalb meiner Kontrolle liegen, wie Genetik, medizinische Erkrankungen, Alter, Geschlecht und Ethnizität. Wenn ich nicht kontrollierbare Risikofaktoren habe, ist die Überwachung meines Cholesterinspiegels wichtig. Zum Beispiel, da medizinische Erkrankungen wie Diabetes und hoher Blutdruck das Risiko von Herzerkrankungen erhöhen, könnte ein unentdeckter hoher Cholesterinspiegel dieses Risiko weiter erhöhen. Und der Cholesterinspiegel steigt im Allgemeinen mit dem Alter: Das Risiko eines hohen Cholesterinspiegels steigt, wenn Männer das Alter von 45 Jahren und Frauen das Alter von 55 Jahren erreichen.

Es gibt auch geschlechtsspezifische Unterschiede: Frauen vor der Menopause neigen dazu, niedrigere LDL-Cholesterinwerte als Männer zu haben, und Männer haben oft niedrigere HDL-Cholesterinwerte als Frauen. Hoher Cholesterinwert kann in Familien auftreten. Sie könnten ein erhöhtes Risiko für hohen Cholesterinwert haben, wenn frühzeitig Herzkrankheiten Ihren Vater oder Bruder (vor dem 55. Lebensjahr) oder Ihre Mutter oder Schwester (vor dem 65. Lebensjahr) betroffen haben. In Bezug auf die Ethnizität berichtet die American Heart Association (AHA), dass die Cholesterinspiegel je nach Rasse und Ethnie variieren, wobei höhere LDL-Cholesterinspiegel am häufigsten bei hispanischen/latino Männern und weißen Frauen auftreten.

Darüber hinaus erklärt der Bericht von 2018 zur Leitlinie zur Behandlung von Blutcholesterin, dass Rasse/Ethnizität Faktoren, die das Risiko von Herzerkrankungen beeinflussen können, einschließen: "diejenigen, die sich als Südasiaten identifizieren... diejenigen, die sich als Ostasiaten identifizieren, und die erhöhte Prävalenz von Hypertonie bei Schwarzen und Afroamerikanern."

Ärzte entscheiden, ob sie einen hohen Cholesterinspiegel mit Medikamenten behandeln sollten, basierend auf einer Berechnung des 10-Jahres-Risikos einer Person.

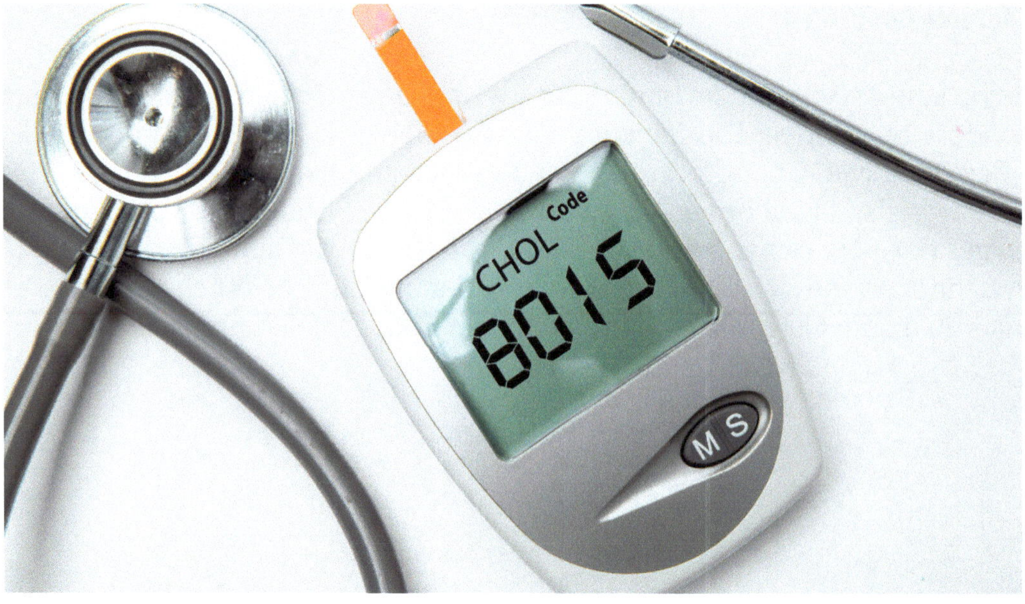

DIE GRUNDLAGEN EINE CHOLESTERINARMEN ERNÄHRUNG

Eine Veränderung in der Ernährung muss nicht zwingend eine radikale Umstellung bedeuten. Wenn es für Sie nicht machbar ist, Ihre Ernährung über Nacht komplett umzukrempeln, ist das vollkommen in Ordnung. Sie können stattdessen damit beginnen, die Prinzipien einer herzgesunden Ernährung schrittweise zu integrieren und allmähliche Veränderungen vorzunehmen, bis sie zu Ihrem neuen, normalen Essverhalten werden. Hier ist, was Sie wissen sollten:

Beginnen Sie, indem Sie Ihre Aufnahme von gesättigten Fetten begrenzen – dies ist der entscheidende Schritt, um Ihren Cholesterinspiegel zu senken. Die American Heart Association (AHA) empfiehlt, dass gesättigte Fette auf 5 bis 6 Prozent Ihrer täglichen Kalorienzufuhr begrenzt werden sollten (weitere Details finden Sie in den Ernährungsrichtlinien). Transfette sollten Sie gänzlich vermeiden.

Wählen Sie Mahlzeiten, die auf herzgesunden Lebensmitteln basieren, darunter frisches Obst, Gemüse, mageres Protein und gesunde Öle. Die Dietary Guidelines for Americans 2015–2020 betonen eine herzgesunde Ernährung, die sich aus Gemüse, Obst, Vollkornprodukten, Hülsenfrüchten und Nüssen zusammensetzt. Sie enthält fettarme Milchprodukte und mageres Eiweiß wie Geflügel und fettreichen Fisch (reich an Omega-3-Fettsäuren). Auf rotes Fleisch, Vollfett-Milchprodukte und verarbeitete Lebensmittel sollte verzichtet werden. Verwenden Sie zum Kochen nichttropische Pflanzenöle wie Olivenöl oder Rapsöl anstelle von Kokos- oder Palmöl. Beachten Sie auch, den Konsum von Natrium, Süßigkeiten, Desserts und zuckerhaltigen Getränken zu reduzieren.

Die Aufnahme von Ballaststoffen in Ihrer Ernährung ist entscheidend für die Senkung Ihres Cholesterinspiegels. Es gibt zwei Arten von Ballaststoffen: lösliche und unlösliche. Während beide für die Verdauung wichtig sind, spielt lösliche Ballaststoffe eine besondere Rolle bei der Cholesterinsenkung. Diese Art von Ballaststoffen verlangsamt die Verdauung und bindet Cholesterin auf seinem Weg durch Ihren Körper. Experten der National Lipid Association erklären, dass bereits 5 bis 10 Gramm löslicher Ballaststoff pro Tag ausreichen können, um den Gesamtcholesterin- und LDL-Cholesterinspiegel um 5 bis 11 Punkte zu senken, manchmal sogar noch mehr. Die Food and Drug Administration empfiehlt eine tägliche Aufnahme von 25 Gramm Ballaststoffen für eine 2.000-Kalorien-Diät. Achten Sie darauf, dass etwa ein Viertel davon (6 bis 8 Gramm pro Tag) aus löslichen Ballaststoffen stammt. Sie finden lösliche Ballaststoffe in Haferkleie, Gerste, Nüssen, Samen, Bohnen, Linsen, Erbsen und vielen Früchten und Gemüsesorten.

Zusätzlich können cholesterinsenkende Lebensmittel in Ihre Ernährung aufgenommen werden, da sie nachweislich dazu beitragen, den Cholesterinspiegel zu senken. Dazu gehören Fisch mit einem hohen Gehalt an Omega-3-Fettsäuren, Lebensmittel angereichert mit Phytosterolen (weitere Informationen finden Sie unter Nahrungsergänzungsmittel), Nüsse, Soja und verschiedene Pflanzenöle.

Um all diese Prinzipien in eine leicht verständliche und köstliche Ernährung zu integrieren, können Sie sich an Diäten orientieren, die häufig zur Förderung der Herzgesundheit empfohlen werden, wie die DASH-Diät, die mediterrane Ernährung und die Therapeutic Lifestyle Changes (TLC) Diät. Diese Diäten folgen den wichtigsten Prinzipien einer cholesterinarmen Ernährung und bieten eine breite Palette von köstlichen und gesunden Optionen. Sie können leicht damit beginnen, herzgesundes Essen in Ihren Alltag zu integrieren, indem Sie die Rezepte auswählen, die Ihnen am besten gefallen und sie in Ihren wöchentlichen Speiseplan aufnehmen.

DIE RICHTLINIEN

Wenn es darum geht, unsere Ernährung herzgesünder zu gestalten, gibt es vier Hauptverdächtige, die den LDL-Cholesterinspiegel ansteigen lassen: gesättigte Fette, Transfette, Salz und Lebensmittel mit zugesetztem Zucker. In diesem Buch haben wir die schädlichen Bestandteile durch herzgesunde Zutaten ersetzt, um köstliche Rezepte zu kreieren, die in nur 30 Minuten zubereitet werden können. Hier sind einige Empfehlungen, was wir essen sollten:

- Wir sollten magere Proteine wie Fisch und Geflügel ohne Haut wählen. (Wenn wir uns für Fleisch entscheiden, sollten wir nach den magersten verfügbaren Stücken suchen und sie gesund zubereiten, ohne zusätzliche gesättigte Fette und Natrium.)
- Es ist ratsam, mindestens zweimal pro Woche Fisch zu essen, insbesondere Fisch mit einem hohen Gehalt an Omega-3-Fettsäuren, wie Lachs.
- Wir sollten uns für fettarme Milchprodukte entscheiden.
- Bunte Früchte und Gemüse sollten in unserer Ernährung reichlich vertreten sein.
- Vollkornprodukte sollten einen Platz auf unserem Speiseplan finden.
- Zu ballaststoffreichen Lebensmitteln wie Haferkleie, Bohnen, Samen und Nüssen sollten wir ebenfalls greifen.
- Die Wahl von cholesterinsenkenden Lebensmitteln (siehe hier) ist eine kluge Entscheidung.
- Beim Kochen sollten wir auf einfach ungesättigte und mehrfach ungesättigte Öle wie Oliven- oder Rapsöl setzen, anstelle von Butter oder tropischen Ölen wie Kokos- oder Palmöl.

Aber was sollten wir vermeiden oder einschränken?

- Gesättigtes Fett sollte auf nicht mehr als 5 bis 6 Prozent unserer täglichen Kalorienzufuhr begrenzt werden. Das entspricht 13 Gramm gesättigtem Fett für eine tägliche Kalorienzufuhr von 2.000 Kalorien (siehe Tabelle unten).
- Transfette sollten wir gänzlich meiden (vermeiden Sie Lebensmittel, die teilweise gehärtete Öle enthalten).
- Der Natriumkonsum sollte auf höchstens 2.300 mg pro Tag begrenzt werden (1.500 mg, wenn wir hohen Blutdruck haben).
- Raffinierter oder zugesetzter Zucker und raffinierte Getreide sollten von unserem Speiseplan verschwinden.

Gesättigtes Fett und Transfette sind Schlüsselkomponenten für eine herzgesunde Ernährung. Daher ist es sinnvoll, sich an die Richtlinien des National Heart, Lung, and Blood Institute (NHLBI) zu halten, um die maximale Menge an gesättigtem Fett pro Tag bei einer Diät zur Cholesterinsenkung zu kennen:

- Wenn wir täglich 1.200 Kalorien konsumieren, sollten wir nicht mehr als 8 Gramm gesättigtes Fett zu uns nehmen.
- Bei einer täglichen Kalorienzufuhr von 1.500 sollten es nicht mehr als 10 Gramm sein.
- Für 1.800 Kalorien pro Tag sollten wir 12 Gramm oder weniger essen.
- Bei einer täglichen Aufnahme von 2.000 Kalorien sollten wir nicht mehr als 13 Gramm gesättigtes Fett zu uns nehmen.
- Für 2.500 Kalorien pro Tag sollten es nicht mehr als 17 Gramm sein.

Das bedeutet, dass bei einer typischen täglichen Kalorienzufuhr von 2.000 Kalorien nicht mehr als 13 Gramm gesättigtes Fett pro Tag gegessen werden sollten. Um gesättigtes Fett zu begrenzen und Transfette zu meiden:

- Begrenzen oder meiden wir gesättigtes Fett auf 5 bis 6 Prozent unserer täglichen Gesamtkalorienaufnahme (13 Gramm gesättigtes Fett für eine 2.000-Kalorien-Diät). Dies erreichen wir, indem wir rotes Fleisch, verarbeitete Fleischwaren, Vollfettmilch, Butter und tropische Öle stark einschränken oder besser noch meiden. Stattdessen sollten wir uns für mageres Fleisch, Geflügel ohne Haut, fettarme Milch entscheiden und beim Kochen Oliven- oder Rapsöl verwenden.
- Transfette sollten wir konsequent meiden. Diese ungesunden Fette, die hauptsächlich in teilweise gehärteten Ölen vorkommen, werden als so gefährlich angesehen, dass sie als unsicher gelten. Sie verstecken sich in Backwaren und verarbeiteten Lebensmitteln wie Keksen, Crackern, Kuchen, Margarine in Stangenform, Kaffeeweißern, gekühltem Teig und gebrauchsfertigem Zuckerguss, aber auch in Tiefkühlkost und frittiertem Fastfood.

Wenn unsere derzeitige Ernährung reich an gesättigtem Fett ist, bietet die Umstellung auf eine herzgesunde Ernährung, die den gesättigten Fettgehalt begrenzt, eine großartige Gelegenheit, unseren Cholesterinspiegel zu senken. Wir müssen nicht auf unsere Lieblingsgerichte verzichten. Es geht vielmehr darum, bewusster bei der Auswahl unserer Lebensmittel zu sein und gesündere, fettarme Optionen zu bevorzugen. Die köstlichen, herzgesunden Rezepte in diesem Buch können uns dabei helfen, diesen Weg einzuschlagen.

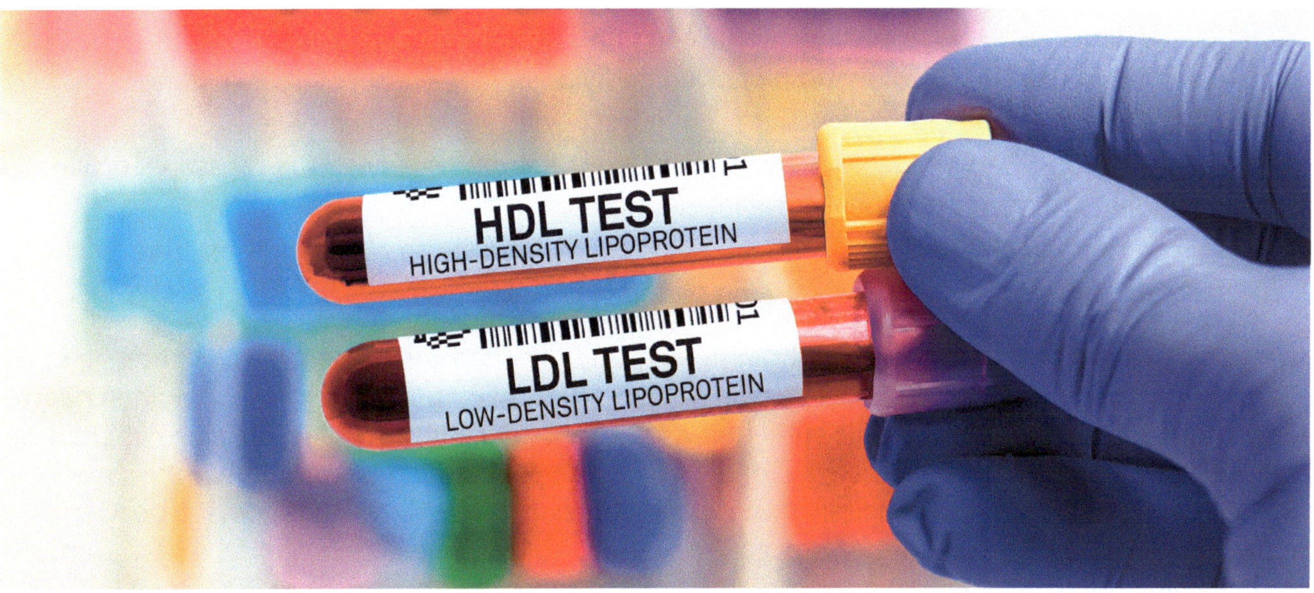

TIPPS FÜR DIE DIÄT

Diäten haben den Ruf, schwer einzuhalten zu sein, aber eine Veränderung des Lebensstils ist etwas ganz anderes. Statt sich auf das Zählen von Kalorien zu konzentrieren, geht es bei einer herzgesunden Lebensweise um eine grundlegende Einstellungsänderung. Der Schlüssel zum Erfolg liegt darin, sich großartig dabei zu fühlen, die richtigen Entscheidungen zu treffen. Wenn Sie beginnen, das Kochen mit einer vielfältigen Auswahl an ganzen, herzgesunden Lebensmitteln zu genießen, werden Sie weniger wahrscheinlich nach den ungesunden Lebensmitteln verlangen, die Sie früher gegessen haben.

Indem Sie sich für köstliche herzgesunde Rezepte entscheiden, sind Sie auf dem besten Weg, Ihren Cholesterinspiegel zu senken, ohne jede einzelne Kalorie zu zählen. Wir haben es Ihnen leicht gemacht, indem wir 125 Rezepte zur Verfügung stellen, die nicht nur köstlich schmecken, sondern auch in 30 Minuten oder weniger zubereitet werden können.

Neben schnellen Rezepten möchte ich einige praktische Küchentipps teilen, die mir helfen, herzgesundes Kochen einfacher in meinen Alltag zu integrieren:

- **Mahlzeitenplan erstellen:** Wenn Sie Ihre herzgesunden Mahlzeiten für die Woche planen und einkaufen, neigen Sie weniger dazu, Essen zu bestellen.
- **Vorkochen:** Das Rösten frischer Gemüse am Wochenende kann Ihnen den Start in die Woche erleichtern.
- **Rezepte verdoppeln und einfrieren:** Verdoppeln Sie Ihre Lieblingsrezepte und frieren Sie sie ein, für Tage, an denen Sie keine Lust zum Kochen haben.
- **Vorgeschnittene Zwiebeln kaufen:** Kein Zwiebelschneiden, keine Tränen.
- **Zucchininudeln kaufen:** Sie können diese zu Ihrer Pasta hinzufügen, um eine gesunde Portion Gemüse zu erhalten.
- **Frische, geschälte Knoblauchzehen verwenden:** Wenn Sie Knoblauch mögen, können Sie so viel frischen Geschmack gewinnen, ohne sich mit der Knoblauchpresse abzumühen.
- **Ingwerpaste statt frischem Ingwer verwenden:** Ingwer ist gesund, aber das Schälen kann mühsam sein. Ingwerpaste aus dem Glas kann eine gute Alternative sein.
- **“Notfallhühnchen” im Gefrierschrank halten:** Individuell verpackte Hühnerbrüste sind perfekt für Tage, an denen Sie spontan entscheiden müssen, was Sie kochen möchten.
- **Grüne Soße und Senfvinaigrette immer griffbereit haben:** Mit diesen herzgesunden Saucen können Sie Salate und Proteine ganz einfach aufpeppen.
- **Vorrat aufgefüllt halten:** Verwenden Sie eine App-basierte Einkaufsliste, um wichtige Vorratsartikel sofort hinzuzufügen, wenn sie zur Neige gehen.

Wenn Sie auswärts essen gehen und Ihren herzgesunden Lebensstil beibehalten möchten, gibt es einige wichtige Punkte zu beachten, insbesondere gesättigtes Fett und Natrium. Restaurantservierte Gerichte können oft extrem viel Salz enthalten, und es ist immer eine gute Idee, um eine Zubereitung mit wenig Salz zu bitten. Beginnen Sie, indem Sie die Speisekarte nach Optionen durchsuchen, die wenig gesättigtes Fett enthalten und Zutaten ähnlich denen Ihrer hausgemachten Gerichte aufweisen. Wählen Sie Gerichte mit magerem Fleisch, Vollkornprodukten, viel Obst und Gemüse und herzgesunden Fetten.

Hier sind einige Tipps zur Auswahl herzgesünderer Menüoptionen:

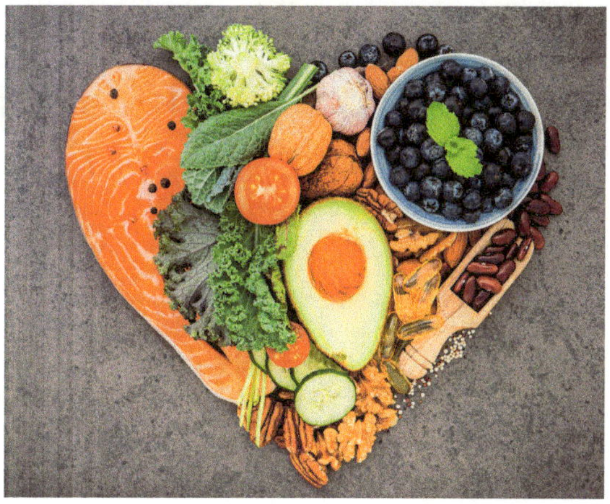

- **Meeresfrüchte oder Geflügel ohne Haut wählen:** Entscheiden Sie sich für Zubereitungen mit wenig Öl wie Backen, Grillen, Dämpfen, Braten oder Pochieren, anstelle von Braten oder Frittieren.
- **Dressings und Saucen separat bestellen:** Weniger Fett, aber dennoch Geschmack, indem Sie Ihr Salatbesteck zuerst in das Dressing tauchen und dann Ihren Salat oder Ihr Protein aufspießen.
- **Passen Sie Ihre Mahlzeit an:** Bitten Sie um gegrilltes statt frittierten Fleisches, eine Ofenkartoffel statt Pommes und doppelte Portion Gemüse.
- **Vermeiden Sie fettreiche Beschreibungen:** Meiden Sie Gerichte mit Bezeichnungen wie "cremig", "au gratin", "au fromage", "paniert", "frittiert" oder "überbacken". Verzichten Sie auf Butter- oder Käsesaucen.
- **Während Ihrer Mahlzeit Wasser oder Mineralwasser trinken:** Sie werden schneller satt, was dazu beiträgt, Überessen zu verhindern.
- **Bypass fettreiche Desserts (oder kosten Sie nur einen Bissen):** Wählen Sie stattdessen Obst oder Sorbet. Oder gönnen Sie sich zu Hause eine fettarme Leckerei.

Denken Sie daran, dass diese allgemeinen Richtlinien für die Auswahl herzgesünderer Menüoptionen in den meisten Restaurants gelten. Es ist jedoch immer ratsam, die spezifischen Informationen zur Zubereitung und zum Fettgehalt in einem bestimmten Restaurant zu überprüfen.

Hier sind einige Tipps für die Bestellung von herzgesunden Gerichten in verschiedenen Küchen:

- **Chinesisch:** Entscheiden Sie sich für Gerichte wie Moo Shu Gemüse, Hühnchen und Brokkoli oder Hühnchen mit Knoblauchsauce, und bitten Sie den Koch, die Saucen leicht zu halten. Vermeiden Sie frittierte Gerichte und Fleischgerichte.
- **Japanisch:** Wählen Sie Miso-Suppe, Edamame oder Sashimi und Sushi mit wenig Öl. Bitten Sie um Sojasauce mit wenig Natrium. Meiden Sie frittierte oder mit Mayonnaise zubereitete Gerichte.
- **Italienisch:** Entscheiden Sie sich für dünne Pizzakruste mit Gemüsebelag (ohne Fleisch) und bitten Sie um weniger Käse, oder wählen Sie Pasta Fagioli oder Pasta Primavera. Vermeiden Sie Pizza mit Fleisch oder viel Käse, Pasta mit Sahnesauce, Chicken Parmigiana, Lasagne und Risotto.
- **Mexikanisch:** Genießen Sie Gazpacho, schwarze Bohnensuppe oder Fajitas, Tacos mit Huhn oder Meeresfrüchten (ohne saure Sahne und wenig Käse). Vermeiden Sie Maistortilla-Chips, Nachos, Chili con Carne, cremige Suppen, Refried Beans, Chimichangas und frittierte Speisen.

Durch diese Anpassungen können Sie weiterhin Ihre herzgesunde Ernährung genießen, selbst wenn Sie auswärts essen.

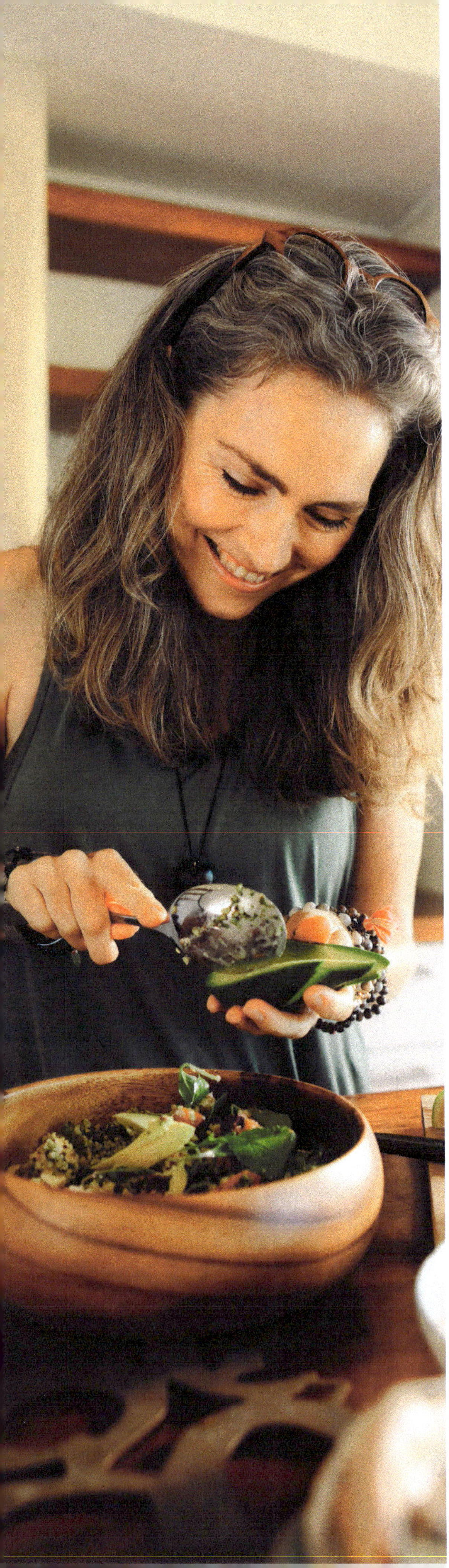

Inhaltsverzeichnis

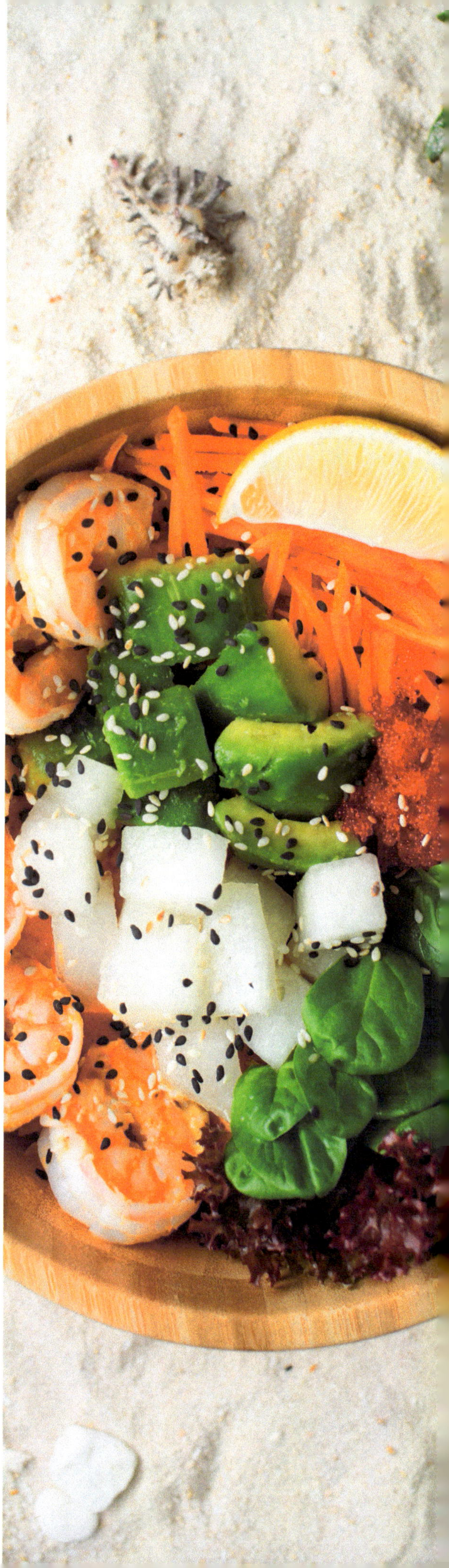

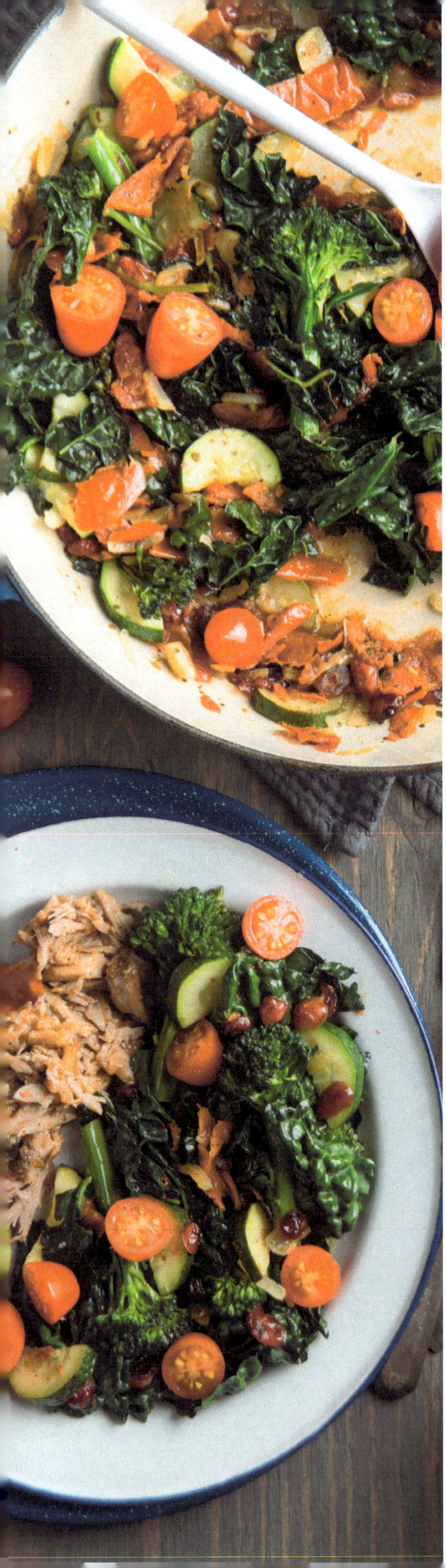

30 Tage Ernährungsplan

	Tag 1	Tag 2	Tag 3	Tag 4	Tag 5	Tag 6	Tag 7
Frühstück	Gefüllte Zucchini	Erdbeer-Himbeer-Joghurt-Smoothie	Smoothie mit Blaubeeren und Mandelbutter	Haferflocken-Obst Muffins	Blaubeer-Joghurt-Pfannkuchen	Kirsch-Kokos-Müsli	Schwarze-Bohnen-Frühstücks-Bowl
Mittag	Tofu und Gemüse Burritos	Avocado-Pesto-Vollkornreis	Hühnchen-Zucchini-Burger	Gebratene Putenschnitzel mit Paprikaglasur	Mediterrane Puten-Kebabs	Hühnchen- und Gemüseauflauf	Knuspriger Lachs
Abendessen	Ländliche Gemüsesuppe	Gekühlte Spargelsuppe	Leichte Zitronen Spinatsuppe	Pastinaken-Pommes	Taboulé	Ratatouille	Geröstetes Rosenkohl
Dessert	-	-	Avocado-Eiscreme	Erdbeer-Margarita-Eis (Alkoholfrei)	Frischer Pfirsich-Ingwer-Crumble	-	Kürbis Cake Pops

	Tag 8	Tag 9	Tag 10	Tag 11	Tag 12	Tag 13	Tag 14
Frühstück	Avocado-Apfel Grüner Smoothie	Cremige Haferkleie mit Aprikosen	Birnen-Pistazien Overnight Haferflocken	Gebackene Eier in Avocado	Avocado-Apfel Grüner Smoothie	Haferflocken-Obst Muffins	Kirsch-Kokos-Müsli
Mittag	Hühnchen Southwestern	Bulgur-Hackfleisch-Auflauf	Walnusskrusten-Heilbutt	Einfaches Kräuter-Gebackenes Hühnerbrustfilet	Rindfleisch- und Gemüsespieße	Putenschnitzel mit Basilikum-Pilz-Sauce	Forelle mit Kräutern und Zitrone
Abendessen	Meeresfrüchte-Pasta-Salat	Gekühlte Spargelsuppe	Gurken-Melonen-Salat	Ländliche Gemüsesuppe	Pastinaken-Pommes	Leichte Zitronen Spinatsuppe	Taboulé
Dessert	Gewürzte Gebackene Äpfel	Diy Erdbeer-Eis	-	Avocado-Eiscreme	Apfelkuchen	-	Mehlfreie Schokoladenkekse

	Tag 15	Tag 16	Tag 17	Tag 18	Tag 19	Tag 20	Tag 21
Frühstück	Haferflocken-Obst Muffins	Banane-Hafer Pfannkuchen	Gebackene Eier in Avocado	Tropische Smoothie-Bowl	Französischer Toast mit Pfirsich- und Pralinen-Topping	Grünkohl und Süßkartoffel Hash	Avocado-Apfel Grüner Smoothie
Mittag	Knoblauch-Hähnchenfilets In Balsamico-Essig	Fischfilets mit Broiler-Gemüse-Reis	Rinderfiletsteaks mit Balsamico-Bohnen	Rindfleisch- und Gemüsespieße	Balsamico-Schmorbraten mit Pilzen	Überbackener Lachs mit Oliven-Pesto	Forelle mit Kräutern und Zitrone
Abendessen	Aubergine mit Rosinen und Feta	Einfacher Gerösteter Spargel	Ofen-Gebackene Süßkartoffel-Pommes	Blumenkohl-Püree „Kartoffeln"	Einfacher Gerösteter Spargel	Fenchel-Orangen-Salat	Fenchel-Orangen-Salat
Dessert	Diy Erdbeer-Eis	Blaubeer-Ahorn Gebackene Riegel	-	Apfelkuchen	-	Schokoladen-Nuss-Riegel	Pfefferminz-Mokka

	Tag 22	Tag 23	Tag 24	Tag 25	Tag 26	Tag 27	Tag 28
Frühstück	Smoothie mit Blaubeeren und Mandelbutter	Blaubeer-Joghurt-Pfannkuchen	Schwarze-Bohnen-Frühstücks-Bowl	Erdbeer-Himbeer-Joghurt-Smoothie	Avocado-Apfel Grüner Smoothie	Tropische Smoothie-Bowl	Cremige Haferkleie mit Aprikosen
Mittag	Griechisch Angehauchtes Hühnchenschmorgericht	Taco Salatblatt-Becher	Avocado-Pesto-Vollkornreis	Gebratener Lachs mit Erdbeer-Rucola-Salat	Auberginen-Kichererbsen-Curry	Herzhafter Truthahn-Fleischkuchen	Tofu und Gemüse Burritos
Abendessen	Gekühlte Spargelsuppe	Meeresfrüchte-Pasta-Salat	Gefüllte Zucchini	Einfacher Gerösteter Spargel	Süß-Sauer Brokkoli und Rote Paprika	Taboulé	Ländliche Gemüsesuppe
Dessert	Kürbis Cake Pops	-	Pfefferminz-Mokka	-	Schokoladen-Nuss-Riegel	-	Blaubeer-Ahorn Gebackene Riegel

	Tag 29	Tag 30
Frühstück	Cremige Haferkleie mit Aprikosen	Süßkartoffel-Toast mit Avocado-Kichererbsen-Aufstrich
Mittag	Mediterrane Puten-Kebabs	Putenschnitzel mit Parmesan-Kruste
Abendessen	Aubergine mit Rosinen und Feta	Gurken-Melonen-Salat mit Himbeeressig
Dessert	Kürbis Cake Pops	-

Maßeinheiten und Mengenangaben

Liebe Hobbyköche und Genießer,

In diesem Kochbuch haben wir uns für eine alltagstaugliche und einfache Methode zur Mengenangabe entschieden: die Tasse. Mit einer handelsüblichen Tasse, die ein Fassungsvermögen von 240 ml hat, können Sie alle hier aufgeführten Zutaten einfach und unkompliziert abmessen. Die Verwendung von Tassen statt spezifischer Maßeinheiten bietet den Vorteil, dass Sie kein spezielles Messgerät benötigen und die Zutaten in einer Küche rasch und unkompliziert abgemessen werden können. Die Verwendung von Tassen als Maßeinheit beim Kochen und Backen ist ein genial einfaches Konzept, das aus mehreren Gründen äußerst praktisch ist. In nahezu jedem Haushalt finden sich Tassen, wodurch kein zusätzliches Messzubehör nötig ist. Dies erleichtert nicht nur den Prozess, da man weniger nach verschiedenen Messgeräten suchen muss, sondern minimiert auch den anschließenden Abwasch. Kurz gesagt: Mit Tassenangaben wird Kochen unkomplizierter und zugänglicher. Viel Spaß beim Zubereiten und Genießen!

Mit einer Tasse sind in der Regel 240 ml-Tassen gemeint. Je nach Zutat entspricht eine Tasse unterschiedlich viel Gramm.

- Flüssige Zutaten (Milch, Saft, Wasser, Sahne) = 240ml
- Honig und Konfitüre = 200 g
- Mehl = 110 g
- Zucker = 200 g
- Reis: 190 g
- Butter: 240g
- Kakaopulver = 90 g
- Speisestärke = 90 g
- Gemahlene Nüsse oder Mandeln = 120 g
- Paniermehl (frisch): 60g – Paniermehl (trocken): 150g
- Öl = 210 g
- Puderzucker = 130 g

Bei der Maßangabe Esslöffel (EL) sind grundsätzlich Löffel mit einem Volumen von 15 ml gemeint.

- 1 gestrichener EL Mehl = 10 g
- 1 gestrichener EL Zucker = 15 g
- 1 gestrichener EL Kakao = 6 g
- 1 gestrichener EL Öl = 12 g
- 1 gestrichener EL Salz = 15 g
- 1 gestrichener EL Speisestärke = 10 g
- 1 EL weiche Butter = 10 g
- 1 gestrichener EL gemahlener Mohn = 10 g
- 1 gestrichener EL gemahlene Mandeln = 6 g

Bei der Maßangabe TL (TL) wird von einem Volumen von 5 ml ausgegangen.

- 1 gestrichener TL Zucker = 5 g
- 1 gestrichener TL Salz = 5 g
- 1 gestrichener TL Speisestärke = 3 g
- 1 gestrichener TL Kakao = 2 g

Frühstück

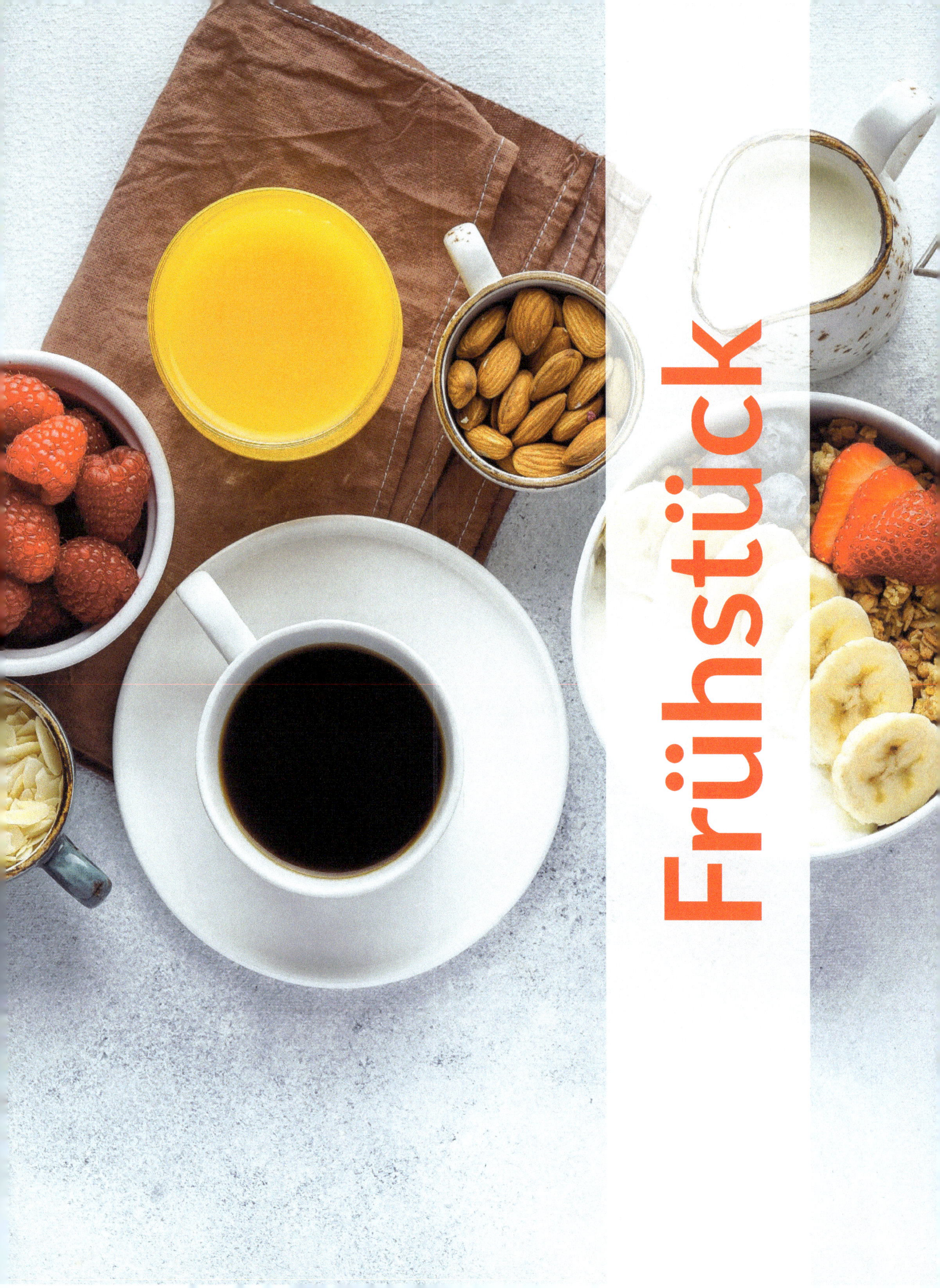

SMOOTHIE MIT BLAUBEEREN UND MANDELBUTTER

Portionen: 2 - ZUBEREITUNG: 5 MINUTEN

Ein erfrischender Genuss, der Körper und Seele belebt: Unser Smoothie mit Blaubeeren und Mandelbutter ist eine wahre Vitaminbombe und zugleich ein Geschmackserlebnis der besonderen Art. Die süße Frische der Blaubeeren verbindet sich harmonisch mit der cremigen Note der Mandelbutter, während der Smoothie reich an Antioxidantien, Ballaststoffen und gesunden Fetten ist.

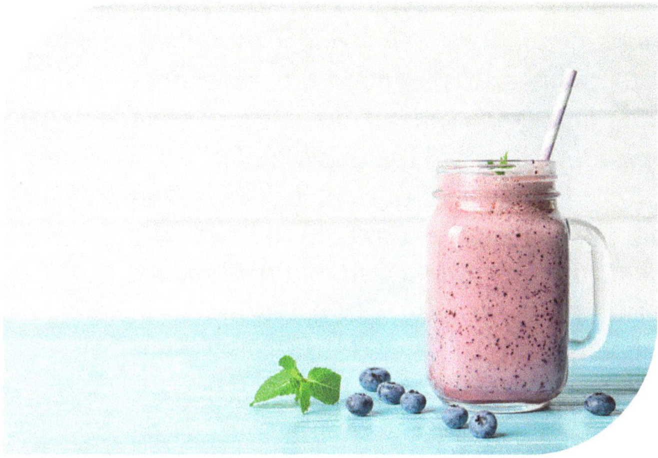

Zutaten:

- 1 Tasse fettfreier Vanille-Griechischer Joghurt
- 1 Tasse gefrorene Blaubeeren
- 2 Esslöffel Mandelbutter
- 1 gefrorene Banane, in Scheiben geschnitten
- ½ Tasse Haferflocken (Kernige Haferflocken)
- ¾ Tasse Wasser
- 1 Tasse Eiswürfel

Anweisungen:

1. Gib den Joghurt, die Blaubeeren, die Mandelbutter, die Banane und die Haferflocken in einen Hochleistungsmixer. Mixe alles bis es eine glatte Konsistenz hat.
2. Füge nach und nach das Wasser und die Eiswürfel hinzu und mixe weiter, bis die gewünschte Konsistenz erreicht ist. Sofort servieren.

Kalorien: 98 | Kohlenhydrate: 54g | Eiweiß: 16g | Ballaststoffe: 8g | Cholesterin: 5mg | Fett: 10 g

ERDBEER-HIMBEER-JOGHURT-SMOOTHIE

Portionen: 2 - ZUBEREITUNG: 5 MINUTEN

Ein leckerer und gesunder Start in den Tag! Unser Erdbeer-Himbeer-Joghurt-Smoothie ist nicht nur ein Gaumenschmaus, sondern auch gut für deine Gesundheit. Die fruchtige Kombination aus Erdbeeren und Himbeeren verleiht diesem Smoothie eine erfrischende Süße und eine Fülle von Antioxidantien. Das Beste daran ist jedoch die Zugabe von fettarmem Joghurt, der nicht nur für Cremigkeit sorgt, sondern auch hilft, deinen Cholesterinwert in Schach zu halten.

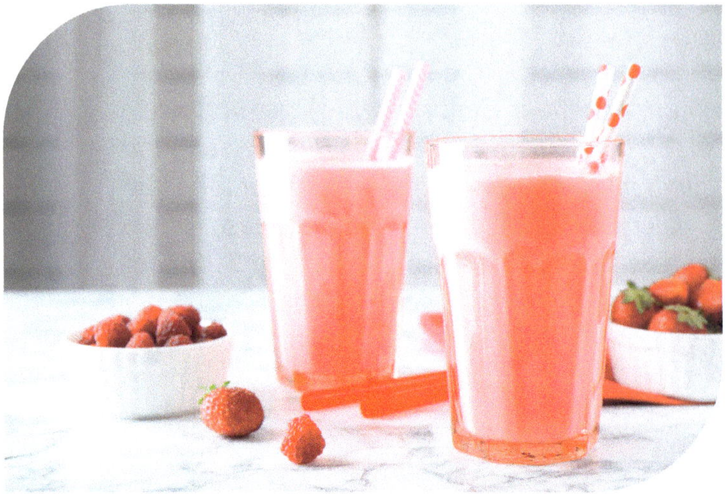

Zutaten:

- 1 Tasse gefrorene Erdbeeren
- 1 Tasse gefrorene Himbeeren
- 1 Tasse fettfreier Vanille- Joghurt
- 2 Esslöffel gemahlener Leinsamen
- ½ gefrorene Banane, in Scheiben geschnitten
- ¾ Tasse Wasser
- 1 Tasse Eiswürfel

Anweisungen:

1. Gib die Erdbeeren, Himbeeren, Joghurt, Leinsamen und Banane in einen Hochleistungsmixer. Mixe alles, bis es eine glatte Konsistenz hat.
2. Füge nach und nach das Wasser und die Eiswürfel hinzu und mixe weiter, bis die gewünschte Konsistenz erreicht ist. Sofort servieren.

Kalorien: 217 | Kohlenhydrate: 39g | Eiweiß: 11g | Ballaststoffe: 9g | Cholesterin: 5mg | Fett: 10 g

AVOCADO-APFEL GRÜNER SMOOTHIE

Portionen: 2 - ZUBEREITUNG: 5 MINUTEN

Frühlingsfrische Energie in einem Glas! Unser Avocado-Apfel Grüner Smoothie ist der perfekte Weg, um deinen Tag mit Vitalität zu starten. Die samtige Avocado verleiht diesem Smoothie eine reiche Cremigkeit, während der saftige Apfel eine natürliche Süße hinzufügt. Doch das Besondere an diesem grünen Elixier ist der gesunde Mix aus Spinat oder Grünkohl, der ihn in einen echten Superfood-Smoothie verwandelt.

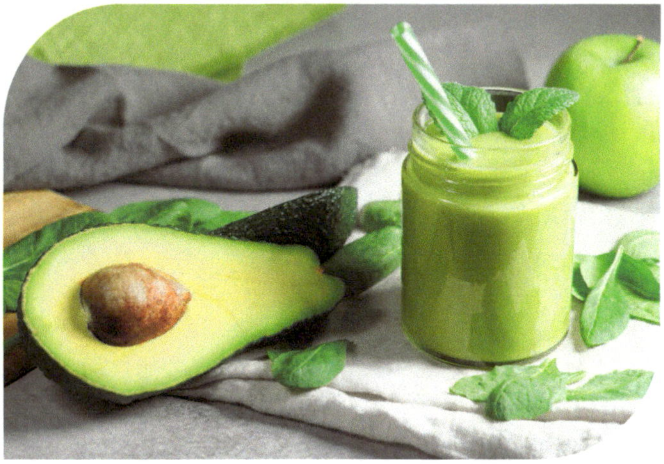

Zutaten:

- 2 Tassen ungesüßte fettarme Sojamilch
- 2 Tassen frischer Babyspinat (optional)
- 1 großer Apfel, gekühlt, entkernt und in Scheiben geschnitten
- 1 Orange, geschält und eingefroren (siehe Tipp)
- 1 reife Avocado, geschält, entkernt und gewürfelt
- ½ gefrorene reife Banane, in Scheiben geschnitten
- 1 Tasse Eiswürfel, oder nach Bedarf

Anweisungen:

1. Gib die Sojamilch, den Spinat (falls verwendet), den Apfel, die Orange, die Avocado und die Banane in einen Hochleistungsmixer. Mixe alles, bis es eine glatte Konsistenz hat.
2. Füge nach und nach die Eiswürfel hinzu und mixe weiter, bis die gewünschte Konsistenz erreicht ist. Sofort servieren.

Kalorien: 319 | Kohlenhydrate: 43g | Eiweiß: 9g | Ballaststoffe: 11g | Cholesterin: 0mg | Fett: 5g

SCHWARZE-BOHNEN-FRÜHSTÜCKS-BOWL

Portionen: 2 - ZUBEREITUNG: 10 MINUTEN

Ein energiegeladener Start in den Tag! Unsere Schwarze-Bohnen-Frühstücks-Bowl ist die perfekte Art, den Morgen zu begrüßen. Diese Schüssel steckt voller gesunder Überraschungen: Schwarze Bohnen, reich an Proteinen und Ballaststoffen, bieten eine herzhafte Basis, während frisches Gemüse und Avocado einen erfrischenden Kontrast bieten. Doch das Geheimnis liegt in der Vielfalt der Aromen und Texturen, die sich in dieser Bowl vereinen.

Zutaten:

- 1 Esslöffel Olivenöl
- 2 große Eier, verquirlt
- 1 Dose (ca. 425g) schwarze Bohnen, abgetropft und gespült
- 1 Teelöffel gemahlener Kreuzkümmel
- 1 Avocado, geschält, entkernt und gewürfelt
- 10 Kirschtomaten, halbiert
- Frisch gemahlener schwarzer Pfeffer

Anweisungen:

1. Erhitzen Sie das Olivenöl in einer kleinen Pfanne bei mittlerer Hitze.
2. Geben Sie die Eier hinzu und kochen Sie sie 3 bis 5 Minuten unter Rühren, bis sie gestockt sind.
3. Geben Sie die schwarzen Bohnen in eine mikrowellengeeignete Schüssel und würzen Sie sie mit Kreuzkümmel. Erhitzen Sie sie auf höchster Stufe etwa 1 Minute lang, bis sie warm sind. Teilen Sie die erwärmten Bohnen auf zwei Schüsseln auf.
4. Belegen Sie jede Schüssel jeweils zur Hälfte mit den Rühreiern, der Avocado und den Kirschtomaten. Mit Pfeffer würzen und servieren.

Kalorien: 459 | Kohlenhydrate: 42g | Eiweiß: 19g | Ballaststoffe: 15g | Cholesterin: 186mg | Fett: 25g

KIRSCH-KOKOS-MÜSLI

Portionen: 2 - ZUBEREITUNG: 10 MINUTEN

Zutaten:

- 2 Tassen Haferflocken
- ½ Tasse getrocknete saure Kirschen
- ¼ Tasse grob gehackte rohe, ungesalzene Mandeln
- ¼ Tasse rohe, ungesalzene Kürbiskerne
- 2 Esslöffel ungesüßte Kokosflocken
- 1 Teelöffel gemahlener Zimt
- 1 Teelöffel Vanilleextrakt

Anweisungen:

1. In einer mittleren Schüssel Haferflocken, Kirschen, Mandeln, Kürbiskerne, Kokos, Zimt und Vanille vermengen, bis jede Zutat gut verteilt ist. In einem luftdichten Behälter, Einmachgläsern oder wiederverschließbaren Plastiktüten bei Raumtemperatur aufbewahren.
2. Mit Milch, kalt oder warm sowie frischem Obst und/oder Joghurt servieren.

Kalorien: 293 | Kohlenhydrate: 43g | Eiweiß: 19g | Ballaststoffe: 7g | Cholesterin: 0mg | Fett: 10g

GRÜNKOHL UND SÜẞKARTOFFEL HASH

Portionen: 2 - ZUBEREITUNG: 10 MINUTEN

Ein gesundes und herzhaftes Gericht, das deinen Gaumen verwöhnt und deinen Körper mit wertvollen Nährstoffen versorgt! Unser Grünkohl und Süßkartoffel Hash ist eine köstliche Kombination aus herzhaftem Grünkohl und cremigen Süßkartoffeln, die zusammen in einer Pfanne gebraten werden. Diese Mahlzeit ist nicht nur reich an Geschmack, sondern auch reich an Vitaminen, Ballaststoffen und Antioxidantien. Der Grünkohl sorgt für eine angenehme Würze und liefert wichtige Nährstoffe, während die Süßkartoffeln eine zarte Süße und reichlich Ballaststoffe bietet.

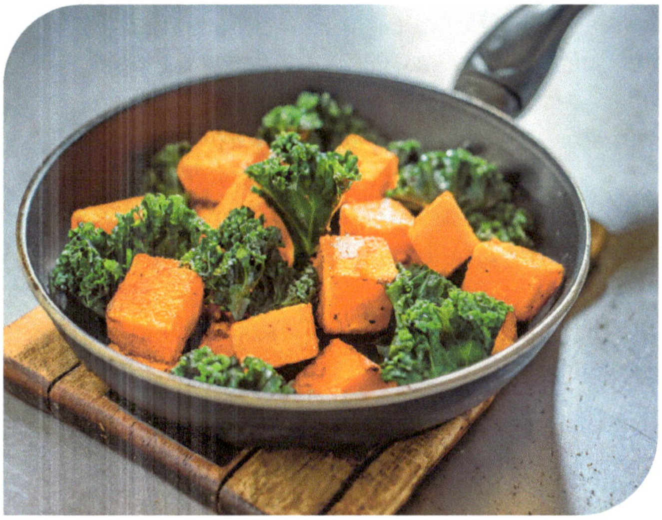

Zutaten:

- 2 Esslöffel Olivenöl
- 6 Knoblauchzehen, gehackt
- 1 Tasse gewürfelte Süßkartoffel (ca. 1 mittlere)
- 4 Tassen grob gehackter Grünkohl
- ¼ Tasse Wasser
- 4 große Eier, verquirlt
- ¼ Teelöffel frisch gemahlener schwarzer Pfeffer
- ¼ Tasse geschälte Kürbiskerne

Anweisungen:

1. In einer mittelgroßen beschichteten Pfanne das Olivenöl bei mittlerer Hitze erhitzen.
2. Den Knoblauch, die Süßkartoffeln und den Grünkohl hinzufügen. 2 Minuten anbraten, bis der Knoblauch duftet.
3. Das Wasser hinzufügen und die Pfanne locker abdecken. Die Hitze auf mittlere bis niedrige Stufe reduzieren und 5 Minuten köcheln lassen, bis die Kartoffeln weich sind und der Grünkohl zart ist.
4. Den Deckel entfernen und die Eier hinzufügen. Etwa 3 Minuten kochen, dabei vorsichtig umrühren, bis die Eier durchgegart sind. Mit Pfeffer abschmecken und mit Kürbiskernen bestreuen.

Kalorien: 228 | Kohlenhydrate: 19g | Eiweiß: 10g | Ballaststoffe: 4g | Cholesterin: 186mg | Fett: 13g

BANANE-HAFER PFANNKUCHEN

Portionen: 2 - ZUBEREITUNG: 15 MINUTEN

Unsere Banane-Hafer-Pfannkuchen sind nicht nur köstlich, sondern auch voller gesunder Zutaten. Diese fluffigen Pfannkuchen werden mit reifen Bananen und Haferflocken zubereitet, was ihnen eine natürliche Süße und eine Extraportion Ballaststoffe verleiht. Dieses Frühstück ist nicht nur ein Energieschub, sondern auch eine wunderbare Quelle für Vitamine und Mineralstoffe.

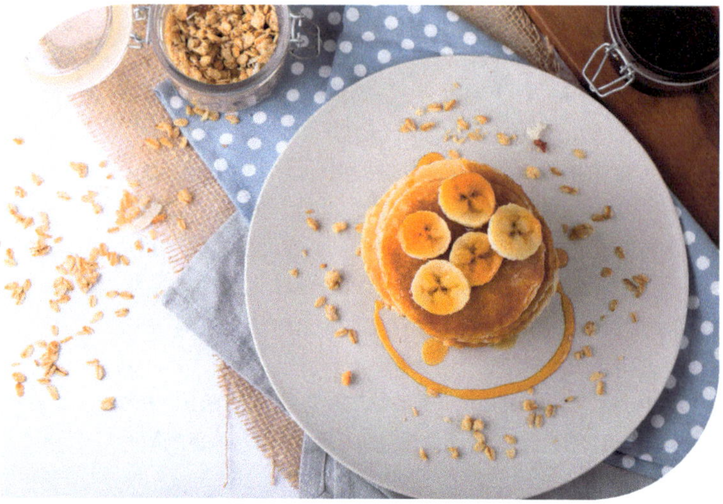

Zutaten:

- 2 mittelgroße Bananen
- 2 große Eier
- ½ Tasse Haferflocken
- ½ Teelöffel Backpulver
- Eine Prise Salz
- Antihaft-Kochspray
- Frisches Obst Ihrer Wahl zum Servieren
- Reiner Ahornsirup oder Honig zum Servieren (optional)

Anweisungen:

1. In einem Mixer oder einer Küchenmaschine die Bananen, Eier, Haferflocken, Backpulver und Salz vermengen. Alles 1 bis 2 Minuten mixen, bis die Mischung glatt und gut vermischt ist, je nach Leistung Ihres Mixers. Lassen Sie den Teig 10 Minuten stehen, bis er etwas angedickt ist.
2. Erhitzen Sie eine beschichtete Pfanne bei mittlerer Hitze. Besprühen Sie sie leicht mit dem Kochspray.
3. Geben Sie Portionen von jeweils zwei Esslöffeln Teig in die Pfanne und braten Sie diese von beiden Seiten goldbraun an, etwa 4 Minuten pro Seite.
4. Mit frischem Obst und einem Schuss Ahornsirup oder Honig (falls verwendet) servieren.

Kalorien: 253 | Kohlenhydrate: 41g | Eiweiß: 10g | Ballaststoffe: 5g | Cholesterin: 186mg | Fett: 7g

BIRNEN-PISTAZIEN OVERNIGHT HAFERFLOCKEN

Portionen: 2 - ZUBEREITUNG: 5 MINUTEN *Kühlzeit: Über Nacht*

Zutaten:

- 1 Tasse Haferflocken, geteilt
- 1 Tasse fettarme Sojamilch, geteilt
- ½ Teelöffel Vanilleextrakt, geteilt
- 1 Tasse gehackte Birnen (von etwa 2 mittleren Birnen), geteilt
- 2 Esslöffel geröstete, geschälte, ungesalzene Pistazien, geteilt

Anweisungen:

1. Nehmen Sie zwei Einmachgläser oder andere Behälter mit Deckeln und füllen Sie jedes mit ½ Tasse Haferflocken.
2. In jedes Glas ½ Tasse Sojamilch und ¼ Teelöffel Vanille einrühren. Abdecken und über Nacht im Kühlschrank aufbewahren.
3. Zum Servieren, jedes Glas mit ½ Tasse Birnen und 1 Esslöffel Pistazien belegen.

Kalorien: 271 | Kohlenhydrate: 44g | Eiweiß: 10g | Ballaststoffe: 7g | Cholesterin: 0mg | Fett: 8g

CREMIGE HAFERKLEIE MIT APRIKOSEN

Portionen: 2 - ZUBEREITUNG: 10 MINUTEN

Ein warmes und herzhaftes Frühstück, das deine Sinne weckt! Unsere cremige Haferkleie mit Aprikosen ist nicht nur köstlich, sondern auch ein gesunder Start in den Tag. Die zarte Textur der Haferkleie trifft auf die süße Frische der Aprikosen, und zusammen ergeben sie ein harmonisches Geschmackserlebnis. Doch das Beste daran ist, dass diese Mahlzeit reich an Ballaststoffen, Vitaminen und Mineralstoffen ist. Die Haferkleie sorgt für langanhaltende Sättigung, während die Aprikosen mit Antioxidantien und natürlicher Süße punkten.

Zutaten:

- 2 Tassen fettarme Sojamilch
- 1 Tasse Haferkleie-Zerealien
- ¼ Teelöffel gemahlener Zimt
- 4 frische oder ungesüßte getrocknete Aprikosen, gehackt
- Süßungsmittel nach Wahl, wie Stevia, brauner Zucker, reiner Ahornsirup oder Honig (optional)

Anweisungen:

1. In einem mittleren Topf bei mittlerer Hitze Sojamilch, Haferkleie, Zimt und Aprikosen verrühren. 3 bis 5 Minuten unter häufigem Rühren kochen, bis die Mischung zu blubbern und zu kochen beginnt und dann eindickt.
2. Vom Herd nehmen, in Schüsseln portionieren, mit Süßungsmittel beträufeln (falls verwendet) und servieren. Die Mischung wird nach dem Abnehmen vom Herd leicht eindicken.

Kalorien: 250 | Kohlenhydrate: 41g | Eiweiß: 14g | Ballaststoffe: 8g | Cholesterin: 0mg | Fett: 6g

ZUCCHINIBROT

Portionen: 16 - ZUBEREITUNG: 15 MINUTEN

Ein saftiges und gesundes Brot, das Gemüse und Genuss perfekt miteinander vereint! Unser Zucchinibrot ist eine köstliche Art, Zucchini zu verwenden und gleichzeitig ein herzhaftes Backwerk zu genießen. Die geriebene Zucchini verleiht diesem Brot eine unglaubliche Feuchtigkeit und einen Hauch von Frische, während die Kombination aus Gewürzen und Mehl eine harmonische Geschmacksexplosion erzeugt. Dieses Brot ist nicht nur lecker, sondern auch eine hervorragende Quelle für Ballaststoffe und Nährstoffe.

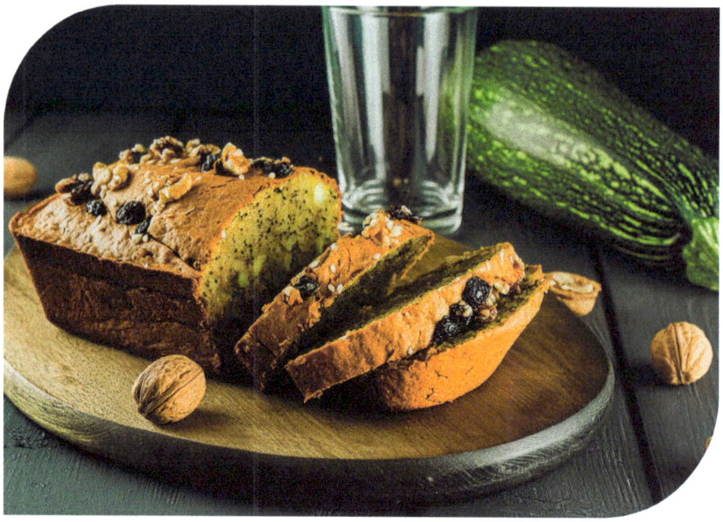

Zutaten:

- Backspray
- 1½ Tassen Weizenmehl
- ½ Tasse fest gepackter heller brauner Zucker
- 1½ Teelöffel Backpulver
- ½ Teelöffel gemahlener Zimt
- ¼ Teelöffel Natron (Backsoda)
- ⅛ Teelöffel Salz
- 1 Tasse geraspelte Zucchini
- ¼ Tasse Rosinen
- ¼ Tasse fein gehackte Walnüsse, trocken geröstet
- ½ Tasse 100% Ananassaft
- ¼ Tasse Eiersatz
- 1 Esslöffel Raps- oder Maisöl
- 1 Esslöffel heller Maissirup
- ½ Teelöffel Vanilleextrakt

Anweisungen:

1. Den Ofen auf 180°C vorheizen. Eine (23 x 13 x 8 cm) Kastenform leicht mit Backspray besprühen.
2. In einer großen Schüssel das Mehl, den braunen Zucker, das Backpulver, Zimt, Natron und Salz vermengen. Zucchini, Rosinen und Walnüsse unterrühren.
3. In einer kleinen Schüssel die restlichen Zutaten verquirlen. Die Ananassaftmischung in die Mehlmischung rühren, bis der Teig gerade angefeuchtet ist, aber kein Mehl mehr sichtbar ist. Nicht zu viel mischen; der Teig wird leicht klumpig sein.
4. Den Teig in die Form gießen und die Oberseite glätten. 50 Minuten bis 1 Stunde backen oder bis ein Holzspieß, der in die Mitte eingeführt wird, sauber herauskommt.
5. Die Form auf ein Kuchengitter stellen und 10 Minuten abkühlen lassen. Mit einem Spatel das Brot vom Rand der Form lösen. Auf das Kuchengitter stürzen. Vollständig abkühlen lassen, bevor es geschnitten wird.

Kalorien 108 | Kohlenhydrate: 16 g | Eiweiß: 2 g | Ballaststoffe: 1g | Cholesterin 0mg; Fett 2g

HAFERFLOCKEN-OBST MUFFINS

Portionen: 12 - ZUBEREITUNG: 15 MINUTEN

Ein gesunder Start in den Tag, verpackt in einem köstlichen Muffin! Unsere Haferflocken-Obst Muffins sind die perfekte Mischung aus Genuss und Nährstoffen. Diese Muffins sind mit Haferflocken und einer Vielzahl von frischem Obst, wie Äpfeln, Beeren oder Bananen, gefüllt, was ihnen eine natürliche Süße und reichlich Ballaststoffe verleiht. Sie sind nicht nur unglaublich lecker, sondern auch eine großartige Quelle für Vitamine und Antioxidantien. Diese Muffins eignen sich ideal für ein schnelles Frühstück oder einen gesunden Snack zwischendurch.

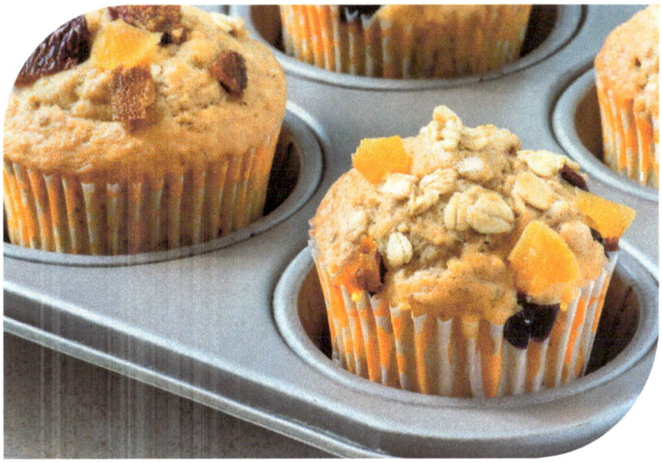

Zutaten:

- Backspray
- 1 Tasse weißes Vollkornweizenmehl
- ¾ Tasse ungekochte Haferflocken
- ⅓ Tasse gerösteter Weizenkeime
- 2 Teelöffel Backpulver
- 1 Teelöffel gemahlener Zimt
- ½ Teelöffel Natron (Backsoda)
- ⅛ Teelöffel Salz
- ¾ Tasse fettfreie Milch
- ½ Tasse fest gepackter heller brauner Zucker
- ¼ Tasse Eiersatz
- ¼ Tasse ungesüßtes Apfelmus
- ½ Teelöffel Vanilleextrakt
- ½ Tasse gehackte getrocknete Feigen oder getrocknete Aprikosen

Anweisungen:

1. Den Ofen auf 200°C vorheizen. Eine Standard 12er Muffinform leicht mit Backspray besprühen.
2. In einer mittelgroßen Schüssel Mehl, Haferflocken, Weizenkeim, Backpulver, Zimt, Natron und Salz vermengen.
3. In einer anderen Schüssel alle verbleibenden Zutaten außer den Feigen vermischen.
4. Die Milchmischung zur Mehlmischung geben und rühren, bis der Teig gerade angefeuchtet ist und kein Mehl mehr sichtbar ist. Nicht zu viel mischen; der Teig wird leicht klumpig sein. Die Feigen unterheben.
5. Den Teig in die Muffinförmchen füllen. 10 bis 12 Minuten backen oder bis ein Holzspieß, der in die Mitte eines Muffins gesteckt wird, sauber herauskommt.
6. Die Form auf ein Kuchengitter stellen und 5 Minuten abkühlen lassen. Die Muffins warm oder bei Raumtemperatur servieren.

Kalorien 106 | Kohlenhydrate 25 g | Eiweiß 4 g | Ballaststoffe 3 g | Cholesterin 0 mg | Fett 1,0 g

BLAUBEER-JOGHURT-PFANNKUCHEN

Portionen: 6 - ZUBEREITUNG: 25 MINUTEN

Ein fruchtiger Leckerbissen für ein herrliches Frühstück oder einen Brunch! Unsere Blaubeer-Joghurt-Pfannkuchen sind eine köstliche Verschmelzung von fluffigen Pfannkuchen und saftigen Blaubeeren, die von cremigem Joghurt begleitet werden. Diese Pfannkuchen sind nicht nur ein Geschmackserlebnis, sondern auch eine gesunde Wahl. Die Blaubeeren fügen eine erfrischende Süße und eine Portion Antioxidantien hinzu, während der Joghurt für Cremigkeit und eine Extraportion Protein sorgt.

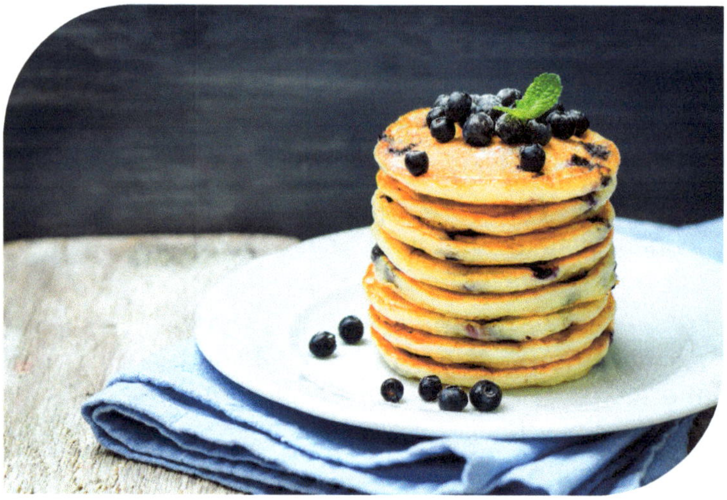

Zutaten:

- 1½ Tassen weißes Vollkornweizenmehl
- 1½ Esslöffel Zucker
- 1½ Teelöffel Backpulver
- ½ Teelöffel gemahlene Muskatnuss
- ¾ Tasse fettfreier Naturjoghurt
- 1 großes Ei
- 2 Esslöffel Raps- oder Maisöl und 1 Teelöffel Raps- oder Maisöl, geteilt
- 1 Tasse fettfreie Milch
- 2 Tassen Blaubeeren (bevorzugt frisch)

Anweisungen:

1. Den Ofen auf 90°C vorheizen. In einer mittelgroßen Schüssel Mehl, Zucker, Backpulver und Muskatnuss vermischen.
2. In einer kleinen Schüssel Joghurt, Ei und 2 Esslöffel Öl verquirlen. Langsam die Milch einrühren.
3. Die Joghurtmischung zur Mehlmischung geben und rühren, bis alles gut vermischt ist, aber kein Mehl mehr sichtbar ist. Die Blaubeeren vorsichtig unterheben.
4. Eine große Antihaft-Pfanne oder Bratpfanne bei mittlerer Hitze erhitzen, bis Wassertröpfchen, die darauf gespritzt werden, zischend verdampfen. Das verbleibende 1 Teelöffel Öl auf die Pfanne geben. Mit einem hitzebeständigen Pinsel das Öl verteilen.
5. Mit einer ⅓-Tasse Maßnahme 6 Pfannkuchen auf die Pfanne geben und 3 Minuten backen, oder bis die Blasen oben geplatzt sind und die Unterseite goldbraun ist. Die Pfannkuchen wenden und eine weitere Minute backen, oder bis die Unterseite goldbraun ist.
6. Die Pfannkuchen auf ein Backblech legen, mit Alufolie abdecken und in den Ofen stellen, um sie warmzuhalten, während Sie den restlichen Teig backen.

Kalorien 352 | Kohlenhydrate 55 g | Eiweiß: 13 g | Ballaststoffe 7 g | Cholesterin 49 mg | Fett 11 g

FRANZÖSISCHER TOAST MIT PFIRSICH- UND PRALINEN-TOPPING

Portionen: 8 - ZUBEREITUNG: 15 MINUTEN

Ein Frühstück, das Luxus und Genuss vereint! Unser französischer Toast mit Pfirsich- und Pralinen-Topping ist eine wahre Köstlichkeit. Die weichen, goldbraunen Scheiben französischen Toasts werden von saftigen Pfirsichen und einer Pralinensoße gekrönt, die diesen Morgen zu einem Fest für die Sinne macht. Dieses Gericht ist nicht nur ein Genuss für den Gaumen, sondern auch ein Fest für die Augen. Die süße Frische der Pfirsiche verbindet sich perfekt mit der zarten Süße der Pralinensoße, um ein einzigartiges Geschmackserlebnis zu schaffen. Genieße diesen französischen Toast als besonderen Leckerbissen für ein Wochenendfrühstück oder als Dessert nach einem festlichen Abendessen.

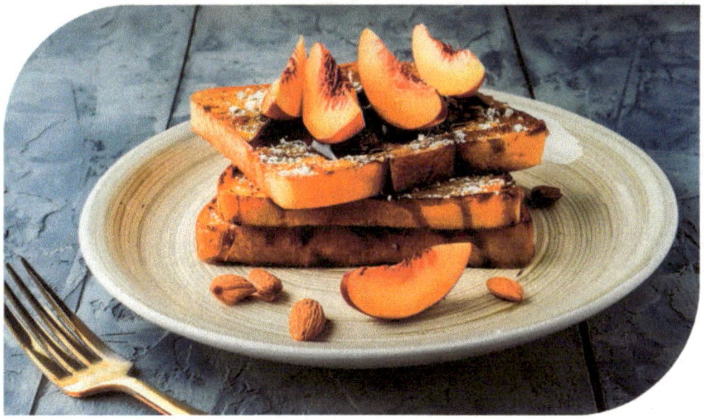

Zutaten:

- 1 Tasse fettfreie Milch
- 4 große Eiweiße
- ½ Teelöffel gemahlener Zimt und ¼ Teelöffel gemahlener Zimt, geteilt
- 8 Scheiben kalorienarmes Vollkornbrot
- 1 Teelöffel Raps- oder Maisöl und 1 weiterer Teelöffel, geteilt
- 1 Dose in Saft eingelegte Pfirsichscheiben, ungezuckert
- ⅓ Tasse gehackte, trocken geröstete Pekannüsse
- 2 Esslöffel hellbrauner Zucker
- 1 Esslöffel frischer Zitronensaft
- 1 Teelöffel Vanilleextrakt
- ¼ Teelöffel gemahlene Muskatnuss

Anweisungen:

1. Den Ofen auf 90°C vorheizen.
2. In einer mittelgroßen flachen Schüssel Milch, Eiweiß und ½ Teelöffel Zimt verquirlen. Die Hälfte des Brotes schnell in die Milchmischung tauchen und wenden, bis es überzogen ist. Auf einen großen Teller legen. Mit dem restlichen Brot und der Milchmischung wiederholen.
3. Eine Antihaft-Pfanne bei mittlerer Hitze erhitzen und 1 Teelöffel Öl hinzufügen, dabei schwenken, um die Pfanne zu beschichten. Die Hälfte des Brotes 2 bis 3 Minuten von jeder Seite braten, bis es goldbraun ist. Auf ein Backblech legen und im Ofen warm halten, während Sie das restliche Brot mit dem restlichen Teelöffel Öl braten.
4. In einem mittelgroßen Topf Pfirsiche mit Saft, Pekannüsse, braunen Zucker, Zitronensaft, Vanille, Muskatnuss und den restlichen ¼ Teelöffel Zimt vermischen. Bei mittlerer bis hoher Hitze zum Köcheln bringen. Die Hitze reduzieren und 3 bis 4 Minuten köcheln lassen, dabei gelegentlich umrühren.
5. Den französischen Toast auf Teller verteilen. Das Topping über den Toast löffeln.

Kalorien 151 | Kohlenhydrate 23 g | Eiweiß 5 g | Ballaststoffe 5 g | Cholesterin 1 mg | Fett: 5,0 g

Beilagen & Suppen

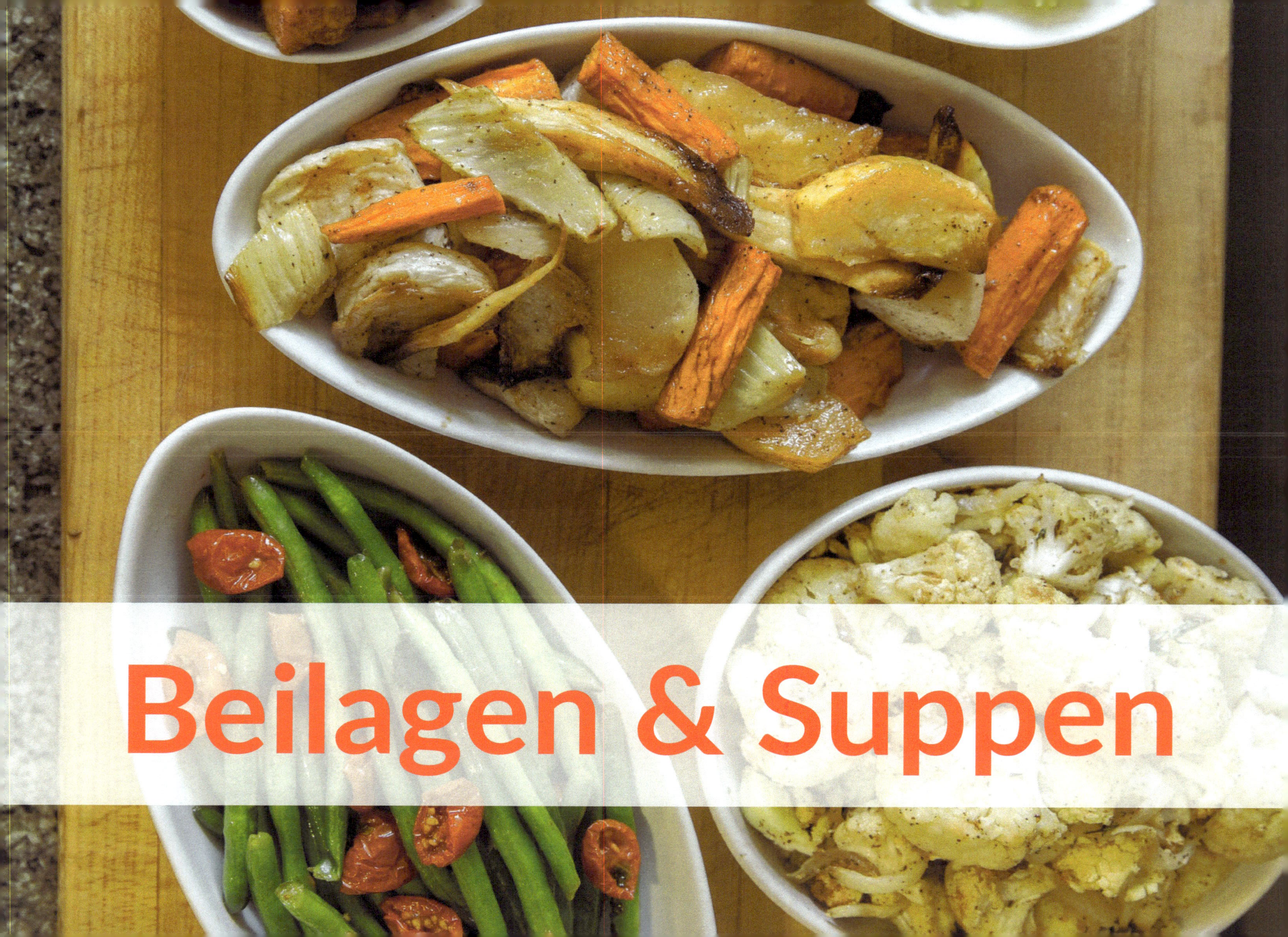

BLUMENKOHL- UND BROKKOLI-TOTS

Portionen: 4 - ZUBEREITUNG: 15 MINUTEN

Eine gesunde und köstliche Art, Gemüse zu genießen! Unsere Blumenkohl- und Brokkoli-Tots sind kleine, knusprige Häppchen, die sowohl Kinder als auch Erwachsene begeistern werden. Diese Tots sind eine kreative Möglichkeit, Blumenkohl und Brokkoli in eine unterhaltsame Beilage zu verwandeln. Sie sind nicht nur unglaublich lecker, sondern auch voller Vitamine und Ballaststoffe. Diese kleinen, knusprigen Bällchen sind perfekt als Snack, Vorspeise oder Beilage zu jedem Gericht.

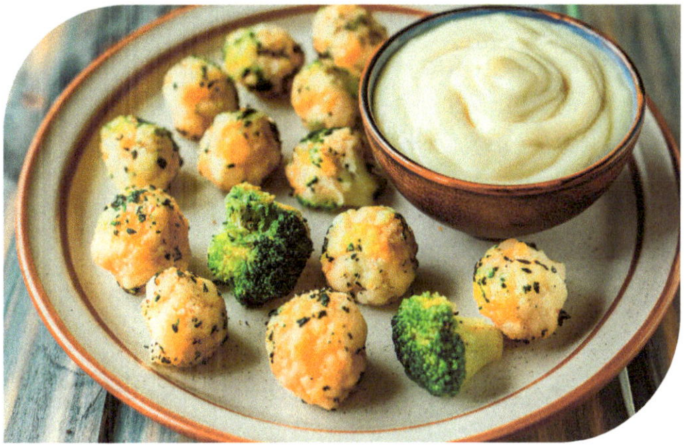

Zutaten:

- 2 Scheiben Vollkornbrot, in kleine Stücke gerissen
- 2 Tassen gemischte kleine Blumenkohlröschen und gehackte geschälte Stängel
- 1 Tasse gemischte kleine Brokkoliröschen und gehackte geschälte Stängel
- 1 großes Ei
- ½ Teelöffel Paprika
- Eine Prise Salz (optional)
- Frisch gemahlener schwarzer Pfeffer (optional)

Anweisungen:

1. Heizen Sie den Ofen auf 200°C vor.
2. Legen Sie ein Backblech mit Backpapier aus.
3. In einer kleinen Schüssel das Brot mit ½ Tasse Wasser vermengen. Lassen Sie es mindestens 15 Minuten einweichen.
4. Bringen Sie in einem mittleren Topf zwei Drittel Wasser zum Kochen.
5. Fügen Sie den Blumenkohl und Brokkoli hinzu und lassen Sie das Wasser erneut aufkochen. 1 Minute kochen lassen. Sofort abgießen und das Gemüse unter fließendem kaltem Wasser abkühlen. Gut abtropfen lassen. Wickeln Sie das Gemüse in ein sauberes Geschirrtuch oder Küchenpapier, um so viel Feuchtigkeit wie möglich zu entfernen.
6. In einer Küchenmaschine das gekochte Gemüse, das Ei, Paprika und Salz und Pfeffer (falls verwendet) kombinieren.
7. Drücken Sie das Brot sehr gut aus, um überschüssige Flüssigkeit zu entfernen, und geben Sie es in die Küchenmaschine. Nur so lange pulsieren, bis die Zutaten gehackt sind, aber nicht püriert. Mit einem Esslöffel Portionen des Gemüsemixes auf das vorbereitete Backblech geben. Befeuchten Sie Ihre Finger, damit sie nicht kleben bleiben, und formen Sie die Mischung zu mundgerechten Zylindern. 20 bis 25 Minuten backen, bis sie gebräunt und fest sind. Warm servieren.

Kalorien: 83 | Kohlenhydrate: 13g | Eiweiß: 5g | Ballaststoffe: 4g | Cholesterin: 47mg | Fett: 2g

AUBERGINE MIT ROSINEN UND FETA

Portionen: 2 - ZUBEREITUNG: 10 MINUTEN

Unsere Aubergine mit Rosinen und Feta ist ein Gericht, das die Sinne verführt. Zarte Auberginenscheiben werden mit süßen Rosinen und herzhaftem Feta-Käse kombiniert, um eine Geschmackskomposition zu schaffen, die deine Geschmacksnerven auf eine kulinarische Reise mitnimmt. Dieses Gericht vereint nicht nur den herzhaften und süßen Geschmack, sondern bietet auch eine Vielzahl von Nährstoffen. Die Aubergine ist reich an Ballaststoffen und Antioxidantien, während der Feta-Käse eine cremige Textur und salzige Noten hinzufügt. Genieße diese Aubergine als köstliche Vorspeise oder als Beilage zu deinem Hauptgericht.

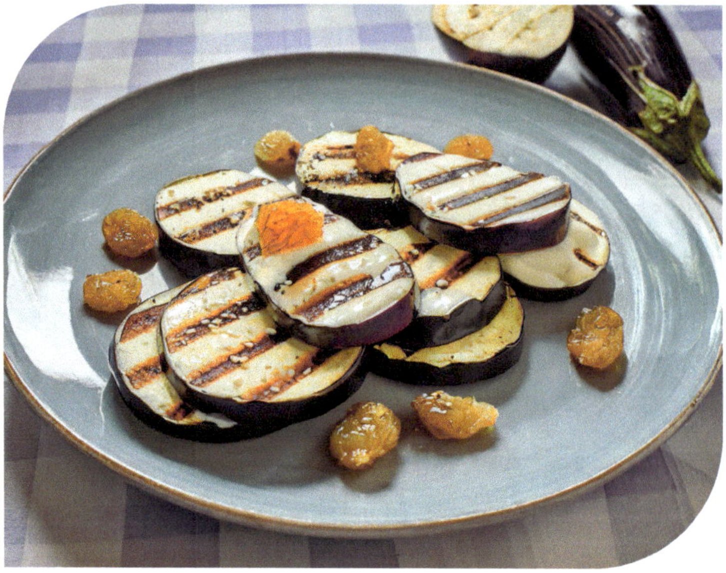

Zutaten:

- ¼ Tasse Fetakäse
- 1 Esslöffel fein gehackte frische Petersilienblätter
- ¼ Tasse Olivenöl
- 2 Esslöffel Balsamico-Essig
- Salz
- 1 mittelgroße Aubergine (ca. 700g), geputzt und längs halbiert
- 2 Esslöffel Rosinen
- Frisch gemahlener schwarzer Pfeffer

Anweisungen:

1. In einer kleinen Schüssel Fetakäse und Petersilie vermengen.
2. In einer anderen kleinen Schüssel Olivenöl, Essig und eine Prise Salz verquirlen.
3. Einen Grill auf mittlerer bis hoher Stufe vorheizen und bei Bedarf den Grillrost mit Folie auslegen.
4. Die Auberginenhälften mit der Marinade bestreichen, mit Salz und Pfeffer würzen. Die restliche Marinade beiseite stellen. Legen Sie die Aubergine mit der Schnittseite nach unten auf den Grill. Deckel schließen und 5 bis 7 Minuten pro Seite grillen, einmal wenden, bis die Aubergine sehr zart und leicht angekohlt ist. Alternativ kann die Aubergine 20 bis 25 Minuten in einem 200°C Ofen geröstet werden.
5. Vom Grill nehmen und jede Hälfte mit der Feta-Mischung und einer Prise Rosinen bestreuen. Mit der zurückgestellten Marinade beträufeln und servieren.

Kalorien: 384 | Kohlenhydrate: 27g | Eiweiß: 5g | Ballaststoffe: 7g | Cholesterin: 13mg | Fett: 32g

PARMESAN-PANIERTER SOMMERKÜRBIS

Portionen: 6 - ZUBEREITUNG: 25 MINUTEN

Zutaten:

- 2 große Eiweiße, geschlagen
- 1 großes Ei
- ½ Tasse Vollkorn-Panko-Paniermehl
- ½ Tasse geriebener Parmesan
- ¼ Tasse gehackte frische Petersilienblätter
- 900g Zucchini oder gelber Kürbis, schräg in 1,3 cm dicke Scheiben geschnitten
- Frisch gemahlener schwarzer Pfeffer

Anweisungen:

1. Den Ofen auf 220°C vorheizen.
2. Ein Backblech mit Backpapier auslegen und beiseite stellen.
3. In einer flachen Schale die Eiweiße und das Ei verquirlen. Beiseite stellen.
4. In einer anderen flachen Schale das Paniermehl, den Parmesan und die Petersilie vermengen. Beiseite stellen.
5. Die Zucchinischeiben zuerst in die Eimischung tauchen und dann in die Paniermehlmischung geben. Legen Sie sie auf das vorbereitete Blech. 20 bis 25 Minuten backen, bis sie goldbraun und knusprig sind. Heiß servieren und mit Pfeffer würzen.

Kalorien: 100 | Kohlenhydrate: 11g | Eiweiß: 7g | Ballaststoffe: 3g | Cholesterin: 38mg | Fett: 3g

LEICHTE ZITRONEN SPINATSUPPE

Portionen: 2 - ZUBEREITUNG: 15 MINUTEN

Zutaten:

- 2 Tassen fettfreie, natriumarme Hühnerbrühe
- 2 Teelöffel frischer Zitronensaft
- ¼ Teelöffel getrockneter Thymian, zerbröselt
- Salz
- 4 Spinatblätter oder andere grüne Blätter, wie Grünkohl oder Endivie, in mundgerechte Stücke zerkleinert
- 1 mittlere Frühlingszwiebel (nur der grüne Teil), in dünne Scheiben geschnitten

Anweisungen:

1. In einem kleinen Topf die Hühnerbrühe, den Zitronensaft, den Thymian und das Salz bei hoher Hitze zum Kochen bringen.
2. Den Spinat in Schüsseln geben.
3. Die Suppe über den Spinat gießen.
4. Mit den Frühlingszwiebeln bestreuen.
5. Heiß servieren.

Kalorien: 21 | Kohlenhydrate: 2g | Eiweiß: 3g | Ballaststoffe: 1g | Cholesterin: 0mg | Fett: 0g

BLUMENKOHL-PÜREE „KARTOFFELN“

Portionen: 4 - ZUBEREITUNG: 10 MINUTEN

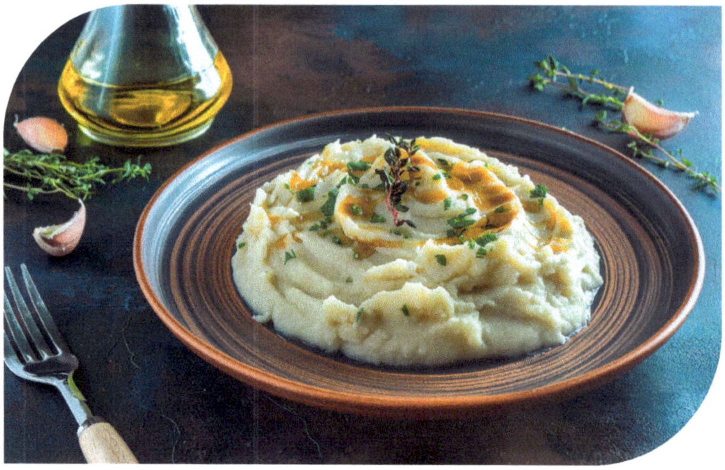

Zutaten:

- 1 großer Blumenkohlkopf (etwa 1,4 kg), geputzt und in Röschen geschnitten
- 4 Knoblauchzehen, geschält
- 1 Esslöffel Olivenöl, plus mehr zum Garnieren (optional)
- Eine Prise Salz
- Frisch gemahlener schwarzer Pfeffer
- Frisch gehackter Schnittlauch zum Garnieren (optional)
- Frisch gehackte Thymianblätter zum Garnieren (optional)

Anweisungen:

1. Bringen Sie einen großen Topf mit gesalzenem Wasser über hoher Hitze zum Kochen. Geben Sie den Blumenkohl und den Knoblauch hinzu. Kochen Sie etwa 10 Minuten, bis der Blumenkohl gar ist. Abgießen und dabei 60ml des Kochwassers aufbewahren. Den Blumenkohl in den heißen Topf zurückgeben und 2 bis 3 Minuten zugedeckt stehen lassen.
2. Den Blumenkohl, Knoblauch und das aufbewahrte Kochwasser in eine Küchenmaschine geben.
3. Das Olivenöl, Salz und nach Geschmack Pfeffer hinzufügen. Pürieren Sie alles, bis es eine glatte Masse ist.
4. In eine Servierschüssel umfüllen und nach Wunsch mit einem Schuss Olivenöl, Schnittlauch oder Thymian garnieren. Sofort servieren.

Kalorien: 70 | Kohlenhydrate: 9g | Eiweiß: 3g | Ballaststoffe: 4g | Cholesterin: 0mg | Fett: 4g

EINFACHER GERÖSTETER SPARGEL

Portionen: 4 - ZUBEREITUNG: 15 MINUTEN

Eine wunderbar einfache Art, das Beste aus frischem Spargel herauszuholen! Unser gerösteter Spargel ist ein elegantes und dennoch unkompliziertes Gericht, das die natürliche Zartheit und den delikaten Geschmack des Spargels hervorhebt. Die Zubereitung könnte nicht einfacher sein: Der Spargel wird mit Olivenöl, Salz und Pfeffer gewürzt und im Ofen geröstet, bis er zart und leicht knusprig ist. Dieses Gericht eignet sich perfekt als Beilage zu verschiedenen Mahlzeiten oder als Vorspeise für besondere Anlässe.

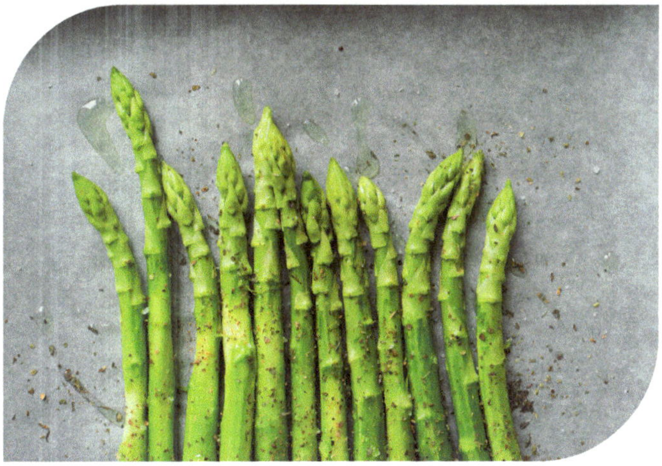

Zutaten:

- 500g Spargel, holzige Enden entfernt
- 1 Esslöffel Olivenöl
- Salz
- Frisch gemahlener schwarzer Pfeffer

Anweisungen:

1. Den Ofen auf 230°C vorheizen.
2. Wenn gewünscht, zwei Backbleche mit Alufolie auslegen, um die Reinigung zu erleichtern.
3. Den Spargel auf den vorbereiteten Blechen verteilen. Das Olivenöl gleichmäßig darüber träufeln und mit den Fingern jeden Stiel vorsichtig mit dem Olivenöl einreiben.
4. Mit Salz und Pfeffer würzen. 12 bis 15 Minuten rösten. Sie wissen, dass der Spargel fertig ist, wenn er leuchtend grün wird, die Stiele zart sind und die Spitzen anfangen, knusprig zu werden. Heiß servieren.

Kalorien: 82 | Kohlenhydrate: 10g | Eiweiß: 5g | Ballaststoffe: 5g | Cholesterin: 0mg | Fett: 4g

OFEN-GEBACKENE SÜßKARTOFFEL-POMMES

Portionen: 4 - ZUBEREITUNG: 30 MINUTEN

Knusprige Süßkartoffel-Pommes, die süchtig machen! Unsere oben-gebackenen Süßkartoffel-Pommes sind eine gesündere Alternative zu den klassischen Pommes frites und ein echter Genuss für die ganze Familie. In diesem Rezept werden süße Süßkartoffeln in dünne Streifen geschnitten, mit Gewürzen gewürzt und im Ofen gebacken, bis sie außen knusprig und innen zart sind. Diese Pommes sind nicht nur lecker, sondern auch reich an Ballaststoffen, Vitaminen und Antioxidantien. Sie sind perfekt als Beilage zu Burgern, Sandwiches oder als Snack für zwischendurch.

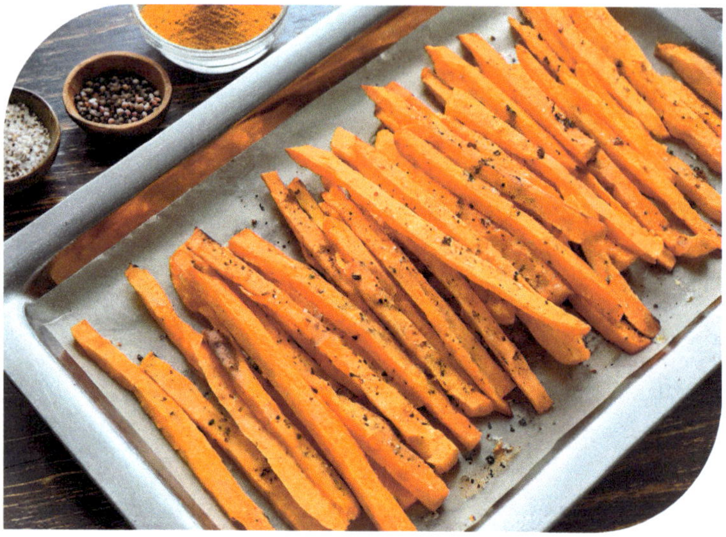

Zutaten:

- 2 Esslöffel Olivenöl
- 2 Teelöffel Paprika
- 1 Teelöffel Knoblauchpulver
- ½ Teelöffel gemahlener Kreuzkümmel (optional)
- ¼ Teelöffel Cayennepfeffer (optional)
- Salz
- Frisch gemahlener schwarzer Pfeffer
- 900g orange-fleischige Süßkartoffeln (etwa 1 mittelgroße pro Person), gespült, getrocknet und in 2,5cm breite Keile geschnitten

Anweisungen:

1. Den Ofen auf 230°C vorheizen.
2. Ein Backblech mit Backpapier auslegen.
3. In einer großen Schüssel Olivenöl, Paprika, Knoblauchpulver und optional Kreuzkümmel und Cayennepfeffer vermengen. Mit Salz und Pfeffer würzen.
4. Die Süßkartoffeln hinzufügen und mischen, bis sie gleichmäßig überzogen sind. Die Süßkartoffeln auf dem vorbereiteten Blech verteilen und in einer einzigen Schicht ausbreiten. Versuchen Sie, sie nicht zu überfüllen oder mehrere Schichten Pommes zu haben - sie sollten geröstet und nicht gedämpft werden. 25 bis 30 Minuten backen, dabei die Pommes ein- oder zweimal wenden, damit sie gleichmäßig garen.
5. Nehmen Sie sie aus dem Ofen, sobald die Ränder leicht braun werden und die Pommes anfangen, knusprig zu werden. Heiß servieren.

Kalorien: 200 | Kohlenhydrate: 32g | Eiweiß: 2g | Ballaststoffe: 4g | Cholesterin: 0mg | Fett: 8g

PASTINAKEN-POMMES

Portionen: 4 - ZUBEREITUNG: 25 MINUTEN

Ein köstlicher Knabberspaß, der die Vielfalt des Gemüsegartens auf den Teller bringt! Unsere Pastinaken-Pommes sind eine gesunde und dennoch unwiderstehliche Alternative zu traditionellen Pommes frites. In diesem Rezept werden Pastinaken in Stifte geschnitten, mit Gewürzen verfeinert und im Ofen gebacken, bis sie außen knusprig und innen zart sind. Diese Pommes sind nicht nur lecker, sondern auch reich an Ballaststoffen, Vitaminen und Mineralstoffen.

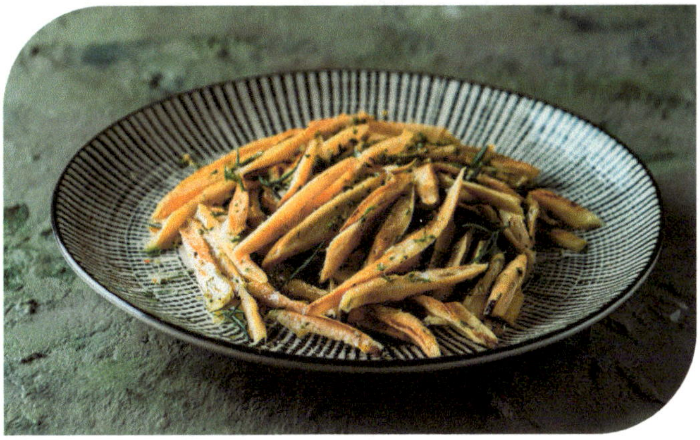

Zutaten:

- 900g Pastinaken, geschält, in 7,5 cm x 1,25 cm Streifen geschnitten
- 2 Knoblauchzehen, gehackt
- 1 Esslöffel fein gehackte frische Rosmarinblätter
- 2 Esslöffel Olivenöl
- Salz
- Frisch gemahlener schwarzer Pfeffer

Anweisungen:

1. Den Ofen auf 230°C vorheizen.
2. Auf einem großen Backblech mit hohem Rand, die Pastinaken, Knoblauch, Rosmarin und Olivenöl vermengen. Mit Salz und Pfeffer würzen und alles gut vermischen. Die Pastinaken in einer einzigen Schicht ausbreiten.
3. 10 Minuten rösten. Die Pastinaken wenden und weitere 10 bis 15 Minuten rösten, bis sie weich sind und an einigen Stellen gebräunt sind. Heiß servieren.

Kalorien: 224 | Kohlenhydrate: 39g | Eiweiß: 3g | Ballaststoffe: 8g | Cholesterin: 0mg | Fett: 8g

LÄNDLICHE GEMÜSESUPPE

Portionen: 10 - ZUBEREITUNG: 15 MINUTEN   Kochzeit: 45 Minuten

Die ländliche Gemüsesuppe ist eine herzhafte und nahrhafte Mahlzeit, die die Aromen und die Wärme des ländlichen Lebens einfängt. Diese Suppe ist gefüllt mit einer Vielzahl frischer Gemüsesorten, die in einer reichhaltigen Brühe köcheln. Die Kombination von Karotten, Kartoffeln, Sellerie, Zwiebeln und anderem Gemüse verleiht dieser Suppe eine wunderbare Vielfalt an Geschmack und Textur. Sie ist eine perfekte Wahl für kalte Tage und eine gesunde Möglichkeit, Ihren Körper mit Vitaminen und Ballaststoffen zu versorgen. Genießen Sie die einfache und dennoch köstliche ländliche Gemüsesuppe als herzhaftes Mittagessen oder Abendessen.

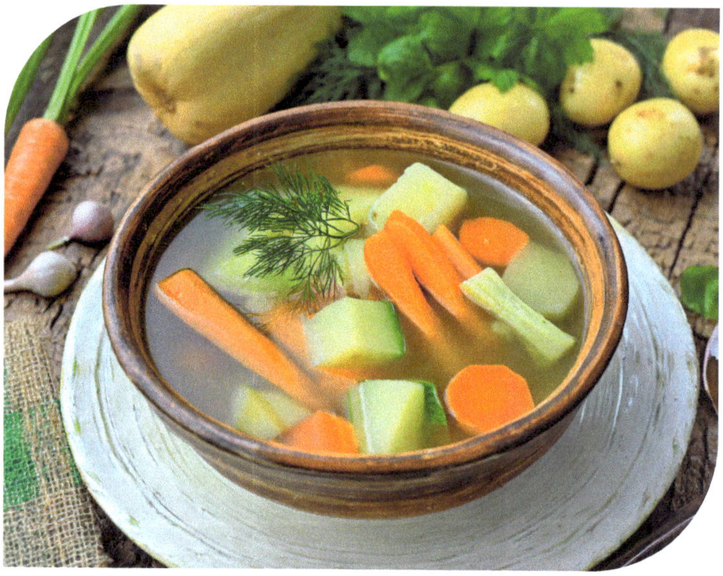

Zutaten:

- 450g weiße oder rote Kartoffeln, gehackt
- 4 große Karotten, gehackt
- 3 mittelgroße Selleriestangen mit Blättern, gehackt
- 2 mittelgroße Zucchini, gehackt
- 1 mittelgroße Zwiebel, gehackt
- ¼ Tasse frisch gehackte Petersilie
- 2 mittelgroße getrocknete Lorbeerblätter
- ⅛ Teelöffel Salz
- Pfeffer nach Geschmack
- 6 Tassen fettfreie, natriumarme Hühnerbrühe
- ¾ Tasse geriebener fettarmer Cheddar-Käse

Anweisungen:

1. In einem großen, schweren Topf oder einem Dutch Oven Kartoffeln, Karotten, Sellerie, Zucchini, Zwiebel, Petersilie, Lorbeerblätter, Salz und Pfeffer vermengen.
2. Die Brühe unterrühren. Bei hoher Hitze zum Kochen bringen.
3. Die Hitze reduzieren und zugedeckt 45 Minuten bis 1 Stunde köcheln lassen, oder bis das Gemüse sehr weich ist.
4. Die Lorbeerblätter entfernen.
5. Kurz vor dem Servieren mit dem Cheddar bestreuen.

Kalorien: 82 | Kohlenhydrate: 14g | Eiweiß: 5g | Ballaststoffe: 2g | Cholesterin: 2mg | Fett: 1g

GEKÜHLTE SPARGELSUPPE

Portionen: 4 - ZUBEREITUNG: 15 MINUTEN *Kochzeit: 60 Minuten*

Die gekühlte Spargelsuppe ist eine erfrischende und elegante Suppe, die perfekt für warme Tage geeignet ist. Sie wird aus frischem Spargel zubereitet und dann gekühlt serviert, um eine erfrischende Köstlichkeit zu schaffen. Der Spargel wird gekocht, püriert und mit einer Prise Gewürzen und Kräutern verfeinert, um eine ausgewogene Mischung von Aromen zu erzeugen. Diese Suppe ist nicht nur erfrischend, sondern auch reich an Ballaststoffen und Vitaminen. Sie eignet sich hervorragend als Vorspeise oder als leichtes Hauptgericht für ein sommerliches Abendessen im Freien. Genießen Sie die gekühlte Spargelsuppe und erleben Sie die erfrischende Leichtigkeit dieses Gerichts.

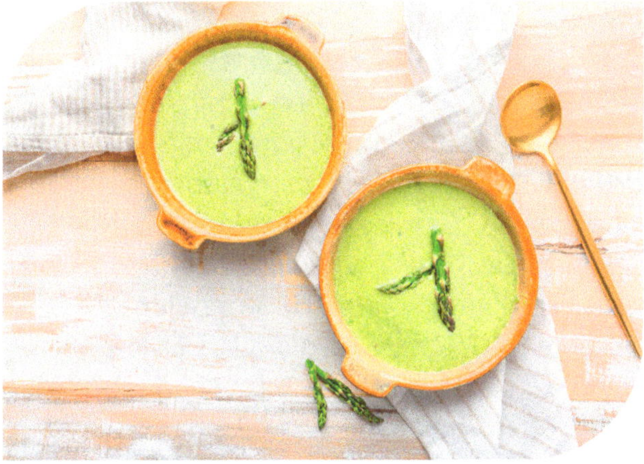

Zutaten:

- 2 Tassen Spargelstangen, gesäubert und in 1,9 cm Stücke geschnitten (ca. 230g)
- 1½ Tassen fettfreie, natriumarme Hühnerbrühe und ½ Tasse fettfreie, natriumarme Hühnerbrühe, geteilt verwenden
- ½ Tasse gehackte Zwiebeln
- 1 bis 2 Teelöffel geriebener, geschälter Ingwer
- 1 Esslöffel Maisstärke
- ⅛ Teelöffel Salz
- ⅓ Tasse fettfreie saure Sahne

Anweisungen:

1. In einem mittelgroßen Topf den Spargel, 1½ Tassen Brühe, die Zwiebel und den Ingwer vermischen. Bei mittlerer bis hoher Hitze zum Kochen bringen.
2. Die Hitze reduzieren und zugedeckt etwa 5 Minuten köcheln lassen, oder bis der Spargel weich ist und die Zwiebel weich ist.
3. In einer Küchenmaschine oder einem Mixer (den Mixerdeckel belüften) die Hälfte der Suppe pürieren. Vorsichtig, die pürierte Suppe zurück in den Topf geben.
4. Die Maisstärke in eine kleine Schüssel geben. Die restliche ½ Tasse Brühe hinzufügen und dabei ständig rühren, um sie aufzulösen. In die Suppe einrühren. Das Salz einrühren.
5. 4 Minuten kochen lassen, oder bis die Suppe eingedickt ist, dabei ständig rühren.
6. Die Suppe in eine große Servierschüssel geben. Abdecken und mindestens 2 Stunden im Kühlschrank kühlen lassen, oder bis sie gut gekühlt ist.
7. Kurz vor dem Servieren die saure Sahne unterrühren.

Kalorien: 55 | Kohlenhydrate: 10g | Eiweiß: 4g | Ballaststoffe: 2g | Cholesterin: 3mg | Fett: 0g

CREMIGE WILDREIS- UND WEIZENBEEREN-SUPPE

Portionen: 2 - ZUBEREITUNG: 10 MINUTEN *Kochzeit: 60 Minuten*

Unsere cremige Wildreis- und Weizenbeerensuppe ist ein wahrer Genuss für die Sinne. Diese Suppe kombiniert die robuste Textur von Wildreis mit der zarten Süße von Weizenbeeren, um eine harmonische Geschmacksexplosion zu erzeugen. Sie ist reichhaltig und dennoch leicht, mit einer cremigen Konsistenz, die Ihren Gaumen verwöhnt. Diese Suppe ist nicht nur köstlich, sondern auch nährstoffreich, da sie Ballaststoffe, Vitamine und Mineralstoffe aus den Zutaten enthält. Sie eignet sich hervorragend als Vorspeise oder als herzhaftes Hauptgericht für kalte Tage.

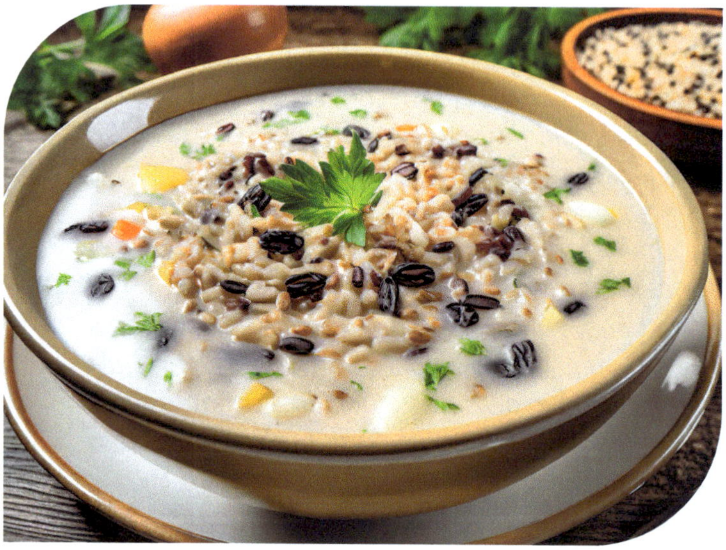

Zutaten:

- 2 Tassen Wasser
- 1 Tasse fettfreie, natriumarme Hühnerbrühe
- 1 große Zwiebel, gehackt
- 2 mittelgroße Selleriestangen, gehackt
- ¼ Tasse Wildreis, gespült und abgetropft
- ¼ Tasse Weizenbeeren, gespült und abgetropft
- 2 mittelgroße Knoblauchzehen, gehackt
- ½ Teelöffel Currypulver
- ¼ Teelöffel Pfeffer
- 1 (340g)-Dose fettfreie Kondensmilch
- 4 sehr dünne Zitronenscheiben (optional)
- 2 Esslöffel gehackte frische Petersilie (optional)

Anweisungen:

1. In einem großen Topf Wasser, Brühe, Zwiebel, Sellerie, Reis, Weizenbeeren, Knoblauch, Currypulver und Pfeffer vermischen. Bei hoher Hitze zum Kochen bringen.
2. Die Hitze reduzieren und zugedeckt 1 Stunde köcheln lassen oder bis der Reis weich ist.
3. Milch und Sherry einrühren und erhitzen.
4. Kurz vor dem Servieren mit Zitrone und Petersilie garnieren.

Kalorien: 173 | Kohlenhydrate: 33g | Eiweiß: 11g | Ballaststoffe: 4g | Cholesterin: 3mg | Fett: 0.5g

PAPRIKA- UND WEIẞE BOHNEN-SUPPE MIT ROTINI

Portionen: 4 - ZUBEREITUNG: 40 MINUTEN

Unsere Paprika- und Weiße Bohnen-Suppe mit Rotini ist eine herzhafte und sättigende Mahlzeit, die die Aromen von Paprika, weißen Bohnen und Rotini-Nudeln in einer reichhaltigen Brühe vereint. Diese Suppe bietet nicht nur einen köstlichen Geschmack, sondern auch eine Fülle von Nährstoffen. Die Paprika verleihen der Suppe eine angenehme Würze, während die weißen Bohnen und die Rotini-Nudeln für eine angenehme Textur sorgen. Diese Suppe ist eine großartige Quelle für Proteine, Ballaststoffe und Kohlenhydrate und eignet sich perfekt als herzhaftes Mittagessen oder Abendessen.

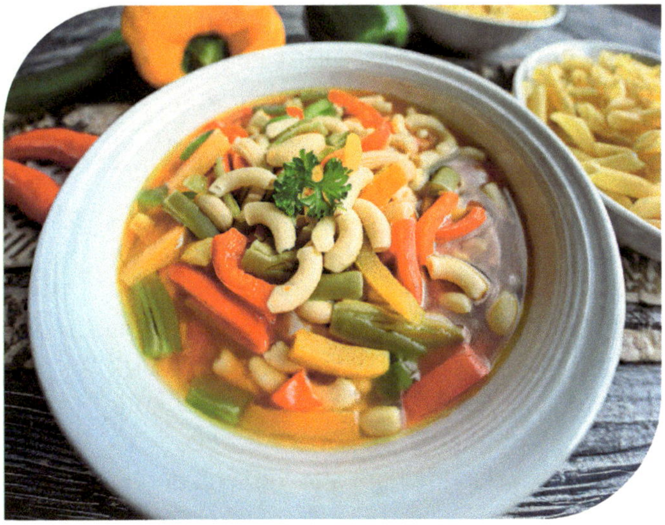

Zutaten:

- 2 Tassen fettfreie, natriumarme Gemüsebrühe
- 230g gefrorene Mischung aus roten und grünen Paprika und Zwiebeln zum Anbraten
- 1 mittelgroße Zucchini, längs halbiert und dann quer geschnitten
- 1 Tasse geviertelte Kirschtomaten
- 1 Esslöffel getrocknetes Basilikum, zerbröselt
- ⅛ Teelöffel zerstoßene rote Paprikaflocken
- 170g getrocknete Vollkorn-Rotini
- 1 Dose (435g) Marinebohnen ohne Salzzusatz, abgespült und abgetropft
- 1 Esslöffel Olivenöl (extra vergine bevorzugt)
- ¼ Teelöffel Salz

Anweisungen:

1. In einem großen, schweren Topf oder einem Dutch Oven die Brühe bei hoher Hitze zum Kochen bringen.
2. Die Bratmischung, Zucchini, Tomaten, Basilikum und rote Paprikaflocken einrühren. Wieder zum Kochen bringen.
3. Die Hitze reduzieren und zugedeckt 20 Minuten köcheln lassen.
4. In der Zwischenzeit die Pasta nach Packungsanweisung zubereiten, dabei das Salz weglassen. Gut in einem Sieb abtropfen lassen.
5. Die Bohnen in die Suppe rühren. 5 Minuten kochen oder bis alles durchgeheizt ist.
6. Vom Herd nehmen. Öl und Salz einrühren.
7. Die Pasta in Schüsseln geben. Die Suppe über die Pasta löffeln.

Kalorien: 313 | Kohlenhydrate: 58g | Eiweiß: 14g | Ballaststoffe: 10g | Cholesterin: 0mg | Fett: 4.5g

FENCHEL-ORANGEN-SALAT

Portionen: 4 - ZUBEREITUNG: 10 MINUTEN

Eine erfrischende und geschmacksintensive Kombination aus knusprigem Fenchel und saftigen Orangen! Unser Fenchel-Orangen-Salat vereint die zarte Süße von Orangen mit dem leichten Anis-Aroma von Fenchel, um ein harmonisches Geschmackserlebnis zu schaffen. Dieser Salat ist nicht nur köstlich, sondern auch gesund und vitaminreich. Die Orangen bringen Vitamin C und Frische mit, während der Fenchel mit Ballaststoffen und seinem einzigartigen Geschmack punktet. Dieser Salat eignet sich hervorragend als Vorspeise oder Beilage zu verschiedenen Gerichten.

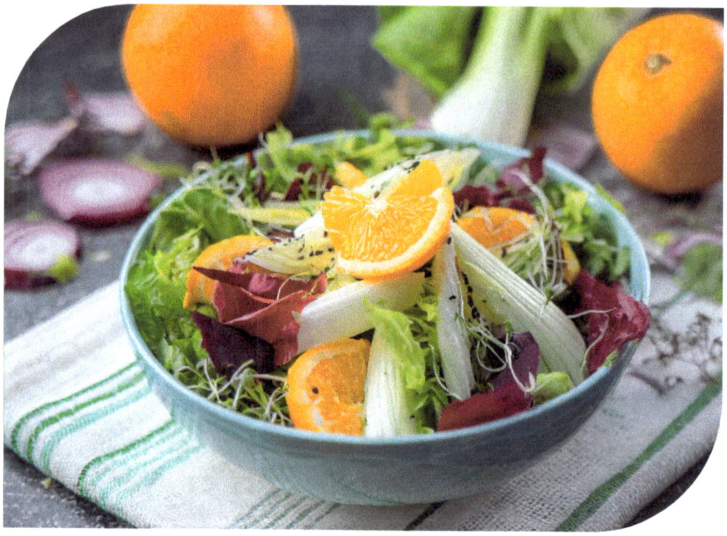

Zutaten:

- 3 Esslöffel Weißweinessig
- 1 Esslöffel Olivenöl (extra vergine bevorzugt)
- 2 Teelöffel Honig
- 1 Teelöffel gehackte Fenchelgrün (optional)
- 1 mittelgroße Knoblauchzehe, fein gehackt
- ½ Teelöffel geriebene Orangenschale
- ⅛ Teelöffel Salz
- ⅛ Teelöffel Pfeffer

Salat:

- 4 Tassen zerkleinerter Römersalat
- 1 Tasse zerkleinerter Radicchio
- 2 mittelgroße Fenchelknollen, Enden geschnitten, dünn geschnitten
- 2 mittelgroße Orangen, geschält und quer in Scheiben geschnitten, Kerne entfernt

Anweisungen:

1. In einer kleinen Schüssel alle Zutaten für das Dressing gut verquirlen.
2. In einer großen Schüssel, den Römersalat und Radicchio vermengen. Den Fenchel darüber streuen.
3. Das Dressing über den gesamten Salat geben und vorsichtig vermischen, sodass alles gut mit dem Dressing überzogen ist.
4. Die Orangenscheiben über den Salat verteilen.

Kalorien: 123 | Kohlenhydrate: 22g | Eiweiß: 3g | Ballaststoffe: 6g | Cholesterin: 0mg | Fett: 4g

GURKEN-MELONEN-SALAT MIT HIMBEERESSIG

Portionen: 2 - ZUBEREITUNG: 10 MINUTEN

Zutaten:

- 1 mittelgroße Gurke, von einem Teil der Gurke sind Streifen der Schale entfernt (etwas dunkelgrüne Farbe beibehalten), in mundgerechte Stücke geschnitten
- 3 Tassen Cantaloupe-Würfel
- 1 Bund Radieschen, dünn geschnitten
- ¼ Tasse Himbeeressig
- Pfeffer nach Geschmack (optional)
- 4 große Salatblätter

Anweisungen:

1. In einer mittelgroßen Schüssel die Gurke, Cantaloupe, Radieschen und den Essig vermengen, sodass alles gut vermengt ist.
2. Nach Geschmack mit Pfeffer bestreuen.
3. Abdecken und für 30 Minuten bis 1 Stunde in den Kühlschrank stellen, bis es gut durchgekühlt ist.
4. Die Salatblätter auf Salattellern verteilen. Den Salat darauf geben.

Kalorien: 53 | Kohlenhydrate: 12g | Eiweiß: 2g | Ballaststoffe: 2g | Cholesterin: 0mg | Fett: 0.5g

GRÜNE BOHNEN UND GERÖSTETER PEKANNUSS-SALAT

Portionen: 2 - ZUBEREITUNG: 15 MINUTEN

Zutaten:

- 340 g ganze grüne Bohnen, geschnitten
- ⅛ bis ¼ Tasse dünn geschnittene rote Zwiebel
- 1½ Esslöffel weißer Balsamico-Essig
- 2¼ Teelöffel Zucker
- ⅛ Teelöffel Salz
- 2 Esslöffel fein gehackte Pekannüsse, trocken geröstet
- 2 Esslöffel zerbröckelter fettarmer Blauschimmelkäse

Anweisungen:

1. Dampfgaren Sie in einem mittelgroßen Topf die grünen Bohnen 4 Minuten lang oder bis sie zart-knackig sind. Übertragen Sie sie in ein Sieb und spülen Sie sie mit kaltem Wasser ab, um den Garprozess zu stoppen. Lassen Sie sie auf Raumtemperatur abkühlen. Gut abtropfen lassen. Auf Küchenpapier trocknen.
2. In der Zwischenzeit die Zwiebel, den Essig, den Zucker und das Salz in einer mittelgroßen Servierschüssel vermischen.
3. Fügen Sie die grünen Bohnen hinzu und vermengen Sie alles gut.
4. Mit den Pekannüssen und dem Blauschimmelkäse bestreuen.

Kalorien: 76 | Kohlenhydrate: 11g | Eiweiß: 3g | Ballaststoffe: 3g | Cholesterin: 2mg | Fett: 3.5g

TABOULÉ

Portionen: 2 - ZUBEREITUNG: 15 MINUTEN

Taboulé ist ein erfrischender und traditioneller Salat aus der Levante-Region, der sich durch seine leichten und frischen Aromen auszeichnet. Die Hauptzutat dieses Salats ist Bulgur, ein Getreideprodukt, das mit frischem Gemüse wie Tomaten, Gurken, Zwiebeln und viel frischer Petersilie kombiniert wird. Das Dressing besteht aus Zitronensaft und Olivenöl, was dem Taboulé eine erfrischende Säure und eine delikate Ölnote verleiht. Diese Kombination von Zutaten macht den Taboulé zu einem leichten, gesunden und schmackhaften Gericht, das oft als Beilage oder Vorspeise serviert wird.

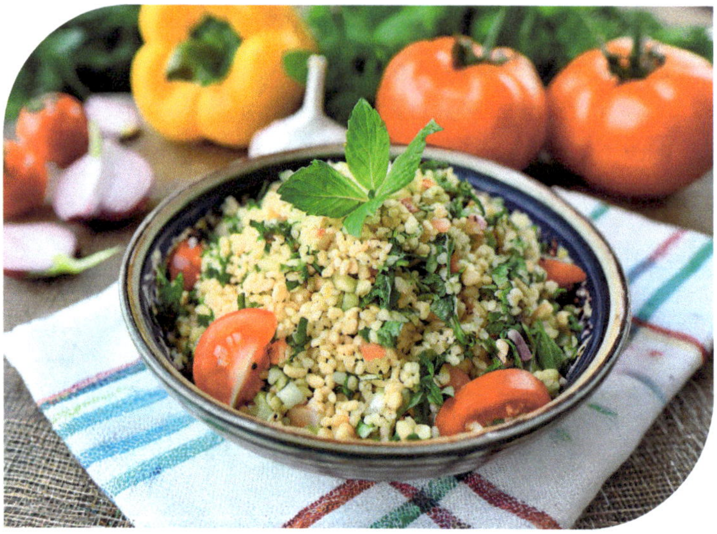

Zutaten:

- 500 ml fettfreie Gemüsebrühe
- 500 ml Wasser
- 250 ml ungekochter Instant- oder Feinkorn-Bulgur
- 60 ml frischer Zitronensaft
- 1 Esslöffel Olivenöl (vorzugsweise extra vergine)
- 2 mittelgroße Tomaten, fein gehackt
- 3 Frühlingszwiebeln, fein gehackt
- 60 ml frisch gehackte Minze oder 1 Esslöffel getrocknete Minze, zerbröselt
- 60 ml frisch gehackte Petersilie
- Pfeffer nach Geschmack

Anweisungen:

1. In einem mittelgroßen Topf die Gemüsebrühe und das Wasser zum Kochen bringen.
2. Den Bulgur in eine große, nichtmetallische, hitzebeständige Schüssel geben und die kochende Brühe-Mischung hinzufügen. Abgedeckt 1 Stunde stehen lassen, bis die meisten Flüssigkeit absorbiert ist.
3. Den Bulgur gut in einem Sieb abtropfen lassen. Überschüssige Feuchtigkeit mit den Händen ausdrücken oder den Bulgur in ein Käsetuch oder Geschirrtuch geben, die Enden zusammennehmen und auspressen.
4. Bulgur zurück in die große Schüssel geben.
5. In einer kleinen Schüssel Zitronensaft und Öl verrühren und über den Bulgur gießen.
6. Die restlichen Zutaten vorsichtig unterheben. Abdecken und mindestens 1 Stunde im Kühlschrank durchziehen lassen. Gekühlt servieren oder vor dem Servieren auf Raumtemperatur bringen.

Kalorien: 120 | Kohlenhydrate: 22g | Eiweiß: 4g | Ballaststoffe: 6g | Cholesterin: 0mg | Fett: 2.5g

MEERESFRÜCHTE-PASTA-SALAT

Portionen: 6 - ZUBEREITUNG: 15 MINUTEN

Unser Meeresfrüchte-Pasta-Salat ist eine köstliche Fusion von Meeresaromen und Pasta, die deinen Gaumen auf eine geschmackliche Reise mitnimmt. Dieser Salat kombiniert zarten Thunfisch mit al dente gekochter Pasta und einer Vielzahl von frischem Gemüse. Das Dressing, das aus einer Mischung aus Olivenöl, Zitronensaft und Gewürzen besteht, verleiht diesem Gericht einen erfrischenden und mediterranen Geschmack. Der Meeresfrüchte-Pasta-Salat eignet sich hervorragend als Hauptgericht oder als beeindruckende Beilage für Grillabende oder Sommerfeste.

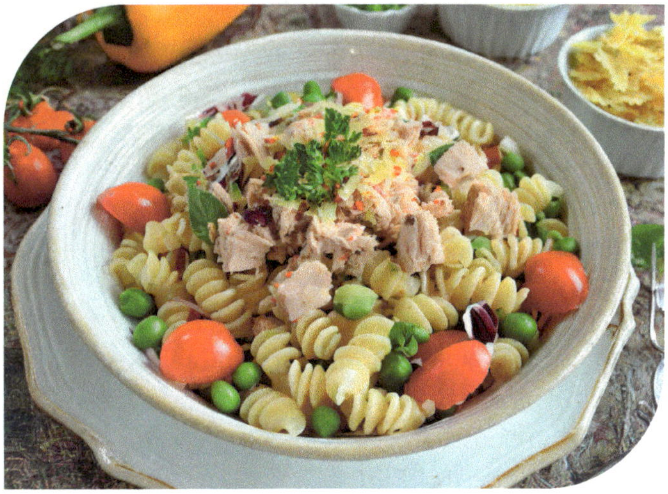

Zutaten:

- 280 g getrocknete kleine oder mittelgroße Vollkorn-Nudelschalen
- 2 Dosen mit je 130 g Thunfisch in Wasser, abgetropft
- 250 ml gefrorene grüne Erbsen, aufgetaut
- 1 mittelgroße rote, grüne oder gelbe Paprika, gehackt
- 1 kleine rote Zwiebel, fein gehackt
- 4 oder 5 mittelgroße Radieschen, fein gehackt
- 60 ml frisch gehacktes Basilikum oder 1 Esslöffel plus 1 Teelöffel getrocknetes Basilikum, zerbröselt
- 60 ml frisch gehackte Petersilie
- 120 ml italienisches Dressing
- ½ Teelöffel Senf

Anweisungen:

1. Bereiten Sie die Pasta gemäß den Anweisungen auf der Packung zu und lassen Sie das Salz weg. Gut in einem Sieb abtropfen lassen und in eine große Servierschüssel geben.
2. Thunfisch, Erbsen, Paprika, Zwiebel, Radieschen, Basilikum und Petersilie unter die Pasta rühren.
3. In einer kleinen Schüssel das Dressing und den Senf vermengen. Über die Pasta-Mischung gießen und vorsichtig umrühren, um alles zu überziehen.
4. Bei Raumtemperatur servieren oder 3 bis 4 Stunden abdecken und kühlen

Kalorien: 276 | Kohlenhydrate: 42g | Eiweiß: 19g | Ballaststoffe: 7g | Cholesterin: 19mg | Fett: 5.5g

SÜß-SAUER BROKKOLI UND ROTE PAPRIKA

Portionen: 6 - ZUBEREITUNG: 15 MINUTEN

Unser süß-sauer Brokkoli und rote Paprika Gericht sind eine lebendige Kombination aus frischem Gemüse und einer süßsauren Soße, die Geschmack und Farbe auf den Teller bringt. Knackiger Brokkoli und saftige rote Paprika werden schonend gegart und dann mit einer köstlichen Soße aus Essig, Zucker, Sojasoße und Gewürzen überzogen. Das Ergebnis ist ein Gericht, das süße, saure und herzhafte Aromen perfekt kombiniert. Diese Mahlzeit ist nicht nur lecker, sondern auch gesund, da sie reich an Vitaminen und Ballaststoffen ist. Serviere sie als Beilage oder als Hauptgericht zu Reis oder Nudeln für eine ausgewogene Mahlzeit, die alle Sinne anspricht.

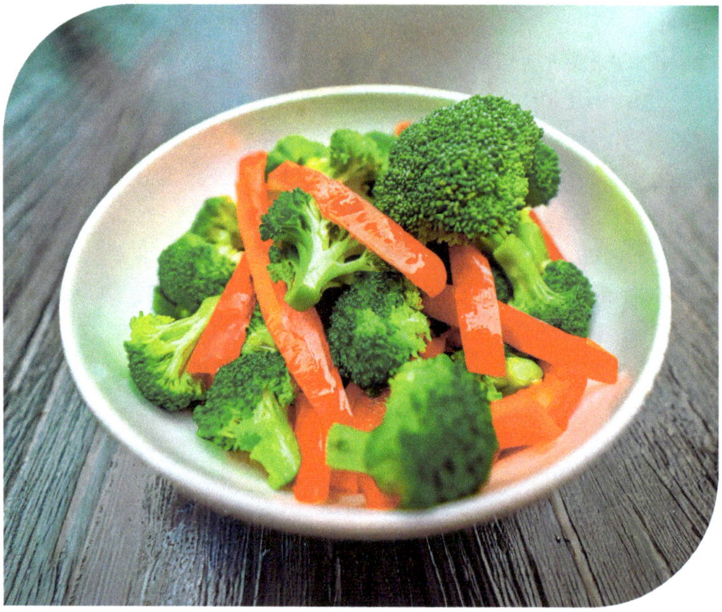

Zutaten:

- 450 g Brokkoliröschen
- 1 mittelgroße rote Paprika, in dünne Streifen geschnitten
- 120 ml einfacher Reisessig
- 3 Esslöffel heller brauner Zucker
- 1 mittelgroße Frühlingszwiebel (nur der grüne Teil), dünn geschnitten
- 1 Esslöffel plus 1 Teelöffel Sojasoße (niedrigster Natriumgehalt verfügbar)
- 1 Esslöffel geriebener geschälter Ingwer
- 1 Esslöffel geröstetes Sesamöl
- 2 mittelgroße Knoblauchzehen, gehackt
- 2 Esslöffel gehackte Mandeln, trocken geröstet

Anweisungen:

1. In einem großen Topf Brokkoli und Paprika 5 bis 7 Minuten dämpfen, bis sie knackig-zart sind. Anschließend in kaltes Wasser tauchen, um den Kochvorgang zu stoppen. Gut in einem Sieb abtropfen lassen und mit Küchentüchern trocknen. In eine mittelgroße Servierschüssel umfüllen.
2. In einer kleinen Schüssel die restlichen Zutaten außer den Mandeln verquirlen. Über die Brokkolimischung gießen und vorsichtig vermengen.
3. Abdecken und mindestens 1 Stunde im Kühlschrank durchziehen lassen.
4. Kurz vor dem Servieren auf Raumtemperatur bringen und mit den Mandeln bestreuen.

Kalorien: 95 | Kohlenhydrate: 15g | Eiweiß: 3g | Ballaststoffe: 3g | Cholesterin: 0mg | Fett: 3.5g

GERÖSTETES ROSENKOHL

Portionen: 4 - ZUBEREITUNG: 30 MINUTEN

Gerösteter Rosenkohl ist eine einfache und dennoch köstliche Art, dieses Gemüse zuzubereiten. Frischer Rosenkohl wird halbiert und dann mit Olivenöl, Salz und Pfeffer gewürzt, bevor er im Ofen geröstet wird. Dieser Prozess verleiht dem Rosenkohl eine zarte, knusprige Textur und einen wunderbaren, nussigen Geschmack. Dieses Gericht ist nicht nur köstlich, sondern auch gesund, da Rosenkohl reich an Vitaminen und Ballaststoffen ist. Serviere ihn als Beilage zu verschiedenen Hauptgerichten oder als gesunden Snack.

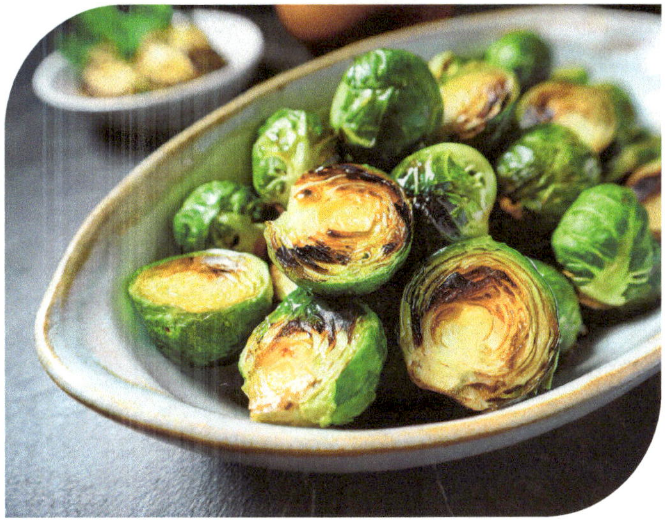

Zutaten:

- 1 Esslöffel Balsamico-Essig
- 1 Esslöffel Dijon-Senf (niedrigster Natriumgehalt verfügbar)
- 2 Teelöffel Olivenöl (extra vergine bevorzugt)
- 1 mittelgroße Knoblauchzehe, gehackt
- ½ Teelöffel heller brauner Zucker
- ¼ Teelöffel Pfeffer

Anweisungen:

1. Den Ofen auf 200°C vorheizen. Eine 33 x 23 x 5 cm große Glasauflaufform leicht mit Kochspray besprühen. Rosenkohl in einer einzigen Schicht in der Auflaufform anordnen und leicht mit Kochspray besprühen.
2. 20 bis 25 Minuten rösten, oder bis sie zart sind, wenn man sie mit der Spitze eines scharfen Messers durchsticht. Ein- oder zweimal umrühren.
3. In der Zwischenzeit in einer großen Servierschüssel die Dressing-Zutaten verquirlen. Den gerösteten Rosenkohl zum Dressing geben und umrühren, bis er gut überzogen ist.
4. Warm servieren oder abdecken und bis zu drei Tage im Kühlschrank aufbewahren, um kalt zu servieren.

Kalorien: 56 | Kohlenhydrate: 7g | Eiweiß: 2g | Ballaststoffe: 2g | Cholesterin: 0mg | Fett: 2.5g

ZWEIMAL GEBACKENE KARTOFFELN MIT KRÄUTERN

Portionen: 4 - ZUBEREITUNG: 60 MINUTEN

Unsere zweimal gebackenen Kartoffeln mit Kräutern sind ein herrlich herzhaftes Gericht, das die klassische Kartoffel in ein kulinarisches Erlebnis verwandelt. Die Zubereitung beginnt mit dem Backen von Kartoffeln im Ofen, bis sie innen zart und außen knusprig sind. Dann werden sie ausgehöhlt, das Innere mit einer Mischung aus Kräutern, Butter und Gewürzen verfeinert und erneut gebacken, bis sie goldbraun und aromatisch sind. Dieses Gericht ist eine perfekte Kombination aus cremiger Textur und herzhaftem Geschmack.

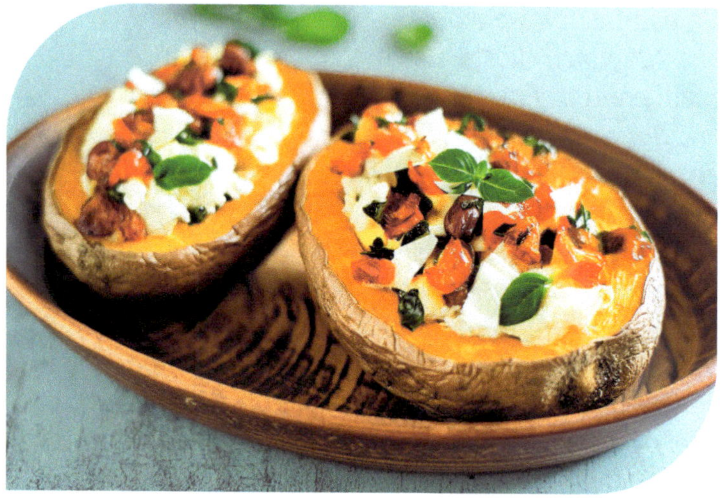

Zutaten:

- 4 mittelgroße Backkartoffeln, an mehreren Stellen mit einer Gabel durchstochen
- 80 ml fettfreie saure Sahne oder fettfreier griechischer Naturjoghurt
- 2 Esslöffel frisch gehackte Kräuter, wie Basilikum, Schnittlauch, Thymian, Majoran, Oregano, Petersilie oder eine Kombination davon
- 2 Esslöffel geriebener oder gehobelter Parmesan
- 1 bis 2 Esslöffel fettfreie Milch (nach Bedarf)
- 60 ml geriebener fettarmer Mozzarella

Anweisungen:

1. Den Ofen auf 220°C vorheizen. Die Kartoffeln auf ein Backblech legen und 40 Minuten bis 1 Stunde backen, oder bis sie weich sind.
2. Die Kartoffeln auf ein Kühlgitter legen und abkühlen lassen. Von jeder Kartoffel eine dünne Längsscheibe abschneiden. Mit einem Löffel vorsichtig das gesamte Fruchtfleisch aus diesen Scheiben herauslösen und die Schalen verwerfen. Das meiste Fruchtfleisch jeder Kartoffel herausnehmen und dabei einen 0,5 cm dicken Rand der Schale ringsum stehen lassen.
3. Das Fruchtfleisch in eine große Rührschüssel geben. Mit einem elektrischen Mixer auf niedriger Stufe oder einem Kartoffelstampfer das Kartoffelfruchtfleisch schlagen oder zerstampfen. Die saure Sahne, Kräuter und den Parmesan unterrühren. Schlagen oder stampfen Sie, bis es glatt ist. Rühren Sie genug Milch unter, um die gewünschte Konsistenz zu erreichen. In die Schalen füllen.
4. In eine mittelgroße, flache Auflaufform stellen. Mit dem Mozzarella bestreuen und 15 bis 20 Minuten backen, oder bis sie leicht gebräunt sind.

Kalorien: 159 | Kohlenhydrate: 27g | Eiweiß: 7g | Ballaststoffe: 2g | Cholesterin: 8mg | Fett: 1.5g

GOLDENER REIS

Portionen: 6 - ZUBEREITUNG: 30 MINUTEN

Goldener Reis ist ein köstliches Beilagen-Gericht, das durch die Kombination von Kurkuma oder Safran mit Basmati-Reis seine charakteristische goldene Farbe erhält. Um diese aromatische Beilage zuzubereiten, benötigst du zunächst eine Mischung aus fettfreier Hühnerbrühe und Wasser, die in einem Topf erhitzt wird. Dann fügst du den ungekochten braunen Basmati-Reis, eine Zimtstange, ein Lorbeerblatt, Salz und Kurkuma oder Safran hinzu. Dieser Mix wird sanft gekocht, bis der Reis die Flüssigkeit aufgenommen hat und zart ist. Zum Schluss werden die trocken gerösteten Mandeln über den Reis gestreut, um ihm eine zusätzliche knackige Textur und einen dezenten Nussgeschmack zu verleihen.

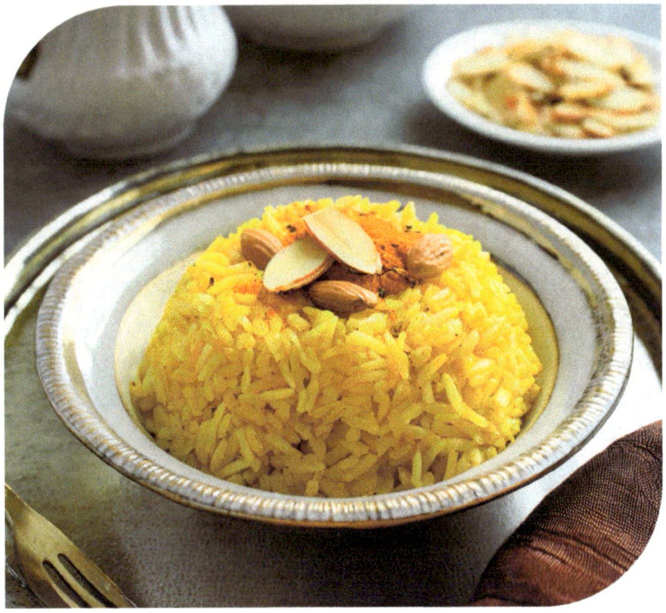

Zutaten:

- 240 ml fettfreie, natriumarme Hühnerbrühe
- 240 ml Wasser
- 240 ml ungekochter brauner Basmati- oder anderer Langkornreis
- 1 Zimtstange (etwa 7,5 cm lang)
- 1 mittleres getrocknetes Lorbeerblatt
- ¼ Teelöffel Salz
- ¼ Teelöffel gemahlener Kurkuma oder Safran
- 2 Esslöffel gehobelte Mandeln, trocken geröstet

Anweisungen:

1. Bringen Sie in einem mittelgroßen Topf die Brühe und das Wasser bei mittlerer bis hoher Hitze zum Kochen.
2. Rühren Sie den Reis, die Zimtstange, das Lorbeerblatt und das Salz ein. Reduzieren Sie die Hitze und lassen Sie es zugedeckt 20 Minuten köcheln.
3. Rühren Sie vorsichtig mit einer Gabel der Kurkuma ein. Lassen Sie es, zugedeckt, bei niedriger Hitze weitere 10 Minuten kochen, oder bis der Reis weich ist und die Flüssigkeit aufgenommen wurde.
4. Entfernen Sie die Zimtstange und das Lorbeerblatt. Streuen Sie kurz vor dem Servieren die Mandeln darüber.

Kalorien: 130 | Kohlenhydrate: 24g | Eiweiß: 4g | Ballaststoffe: 2g | Cholesterin: 0mg | Fett: 2g

GEFÜLLTE ZUCCHINI

Portionen: 6 - ZUBEREITUNG: 60 MINUTEN

Gefüllte Zucchini ist ein herzhaftes und zugleich gesundes Gericht, das die Aromen von frischen Zucchini, Tomaten, Gewürzen und Käse in perfekter Harmonie vereint. Die Zucchini werden mit einer köstlichen Mischung aus Semmelbröseln, Tomaten, Zitronensaft, Oregano und Pfeffer gefüllt, mit Romano- oder Parmesankäse überbacken und in einer würzigen Hühnerbrühe gegart. Dieses Gericht ist eine wahre Gaumenfreude und eignet sich hervorragend als Hauptgericht oder Beilage. Die gefüllten Zucchini können heiß, warm oder gekühlt serviert werden und bieten eine köstliche Möglichkeit, frisches Gemüse zu genießen.

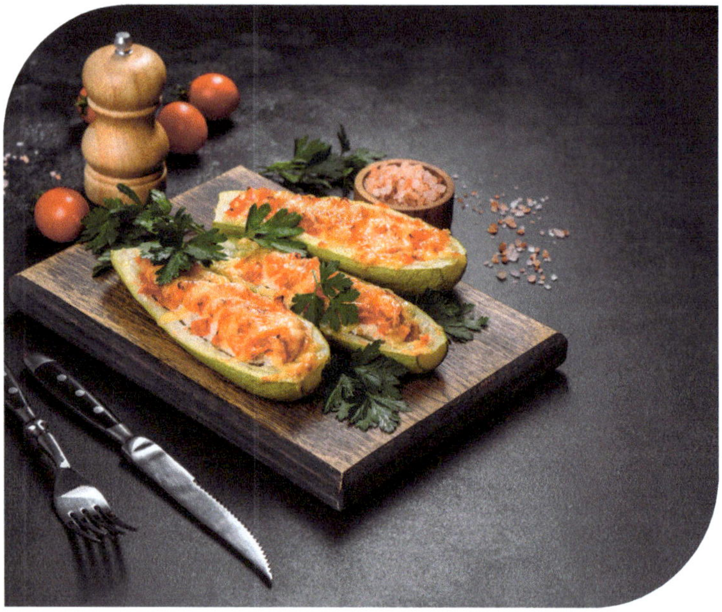

Zutaten:

- 3 große Zucchini (etwa 280 g jeder)
- 240 ml trockene Semmelbrösel (natriumarm)
- 3 große (Roma) Tomaten, gehackt
- 2 Esslöffel frischer Zitronensaft
- 1 Teelöffel getrockneter Oregano, zerbröselt
- ¼ Teelöffel Pfeffer
- 2 Esslöffel geriebener Romano- oder Parmesankäse
- 80 ml fettfreie, natriumarme Hühnerbrühe

Anweisungen:

1. Den Ofen auf 180°C vorheizen.
2. Die Zucchini der Länge nach halbieren. Das Fruchtfleisch herauslösen und dabei rundherum einen Rand von etwa 0,5 cm stehen lassen. Das Fruchtfleisch würfeln und beiseite stellen.
3. In einer mittelgroßen Schüssel das Zucchinifruchtfleisch, Semmelbrösel, Tomaten, Zitronensaft, Oregano und Pfeffer vermengen. Die Mischung mit den Händen gut durchkneten, bis alles gut durchfeuchtet ist.
4. Die Mischung in die Zucchinischalen füllen und den Romano darüberstreuen.
5. Die gefüllten Zucchini in eine 33 x 23 x 5 cm große Auflaufform geben. Die Brühe um die Zucchini herum gießen, dabei darauf achten, dass sie nicht darüber gegossen wird.
6. 40 Minuten backen oder bis ein Messer leicht in die Mitte eindringt und die Zucchini weich sind. Heiß, warm oder gekühlt servieren.

Kalorien: 115 | Kohlenhydrate: 20g | Eiweiß: 6g | Ballaststoffe: 3g | Cholesterin: 1mg | Fett: 2g

RATATOUILLE

Portionen: 2 - ZUBEREITUNG: 60 MINUTEN

Ratatouille ist ein klassisches provenzalisches Gericht, das die köstlichen Aromen des Südens einfängt. Diese bunte und aromatische Gemüsemischung ist eine wahre Hommage an die mediterrane Küche. Ratatouille kann als Hauptgericht, Beilage oder als Füllung für Quiches und Omeletts serviert werden.

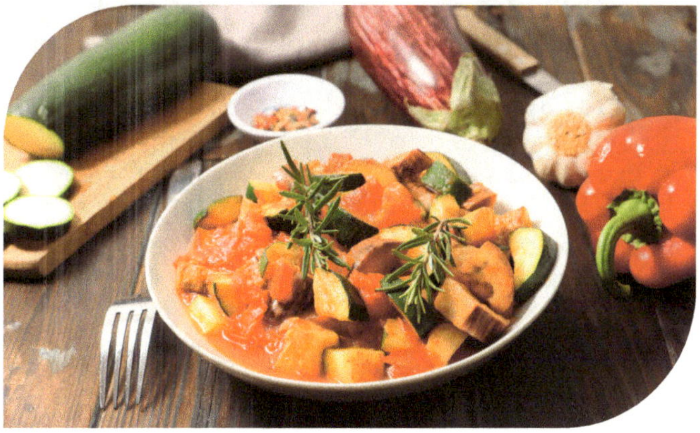

Zutaten:

- 1 Teelöffel Olivenöl
- 2 mittelgroße Zwiebeln, geschnitten
- 4 mittelgroße Zucchini, in ½-Zoll-Scheiben geschnitten
- 1 große Aubergine, geschält (es sei denn, sie ist sehr jung), in Würfel geschnitten
- 2 große Tomaten, gehackt
- 2 mittelgroße rote, grüne oder gelbe Paprikaschoten oder eine beliebige Kombination, gehackt
- 1 Esslöffel frisch gehackter Thymian oder 1 Teelöffel getrockneter Thymian, zerbröckelt
- 1 Esslöffel frisch gehackter Oregano oder 1 Teelöffel getrockneter Oregano, zerbröckelt
- 1 Esslöffel frisch gehacktes Basilikum oder 1 Teelöffel getrocknetes Basilikum, zerbröckelt
- 2 mittelgroße Knoblauchzehen, gehackt
- ⅛ Teelöffel Salz
- Pfeffer nach Geschmack

Anweisungen:

1. In einer großen, beschichteten Pfanne das Öl bei mittlerer bis hoher Hitze erhitzen und dabei den Boden der Pfanne damit bedecken.
2. Die Zwiebeln 2 bis 3 Minuten anbraten, oder bis sie weich sind, dabei häufig umrühren.
3. Die restlichen Zutaten hinzufügen. Die Hitze reduzieren und mit einem Deckel bedeckt 30 bis 45 Minuten köcheln lassen, oder bis das Gemüse gar ist. Dabei gelegentlich umrühren, um ein Anhaften zu verhindern.
4. 5 Minuten ohne Deckel kochen lassen, um die Flüssigkeit zu reduzieren.
5. Warm servieren oder abdecken und im Kühlschrank lagern, um es kalt zu servieren.

Kalorien: 85 | Kohlenhydrate: 17g | Eiweiß: 4g | Ballaststoffe: 6g | Cholesterin: 0mg | Fett: 1.5g

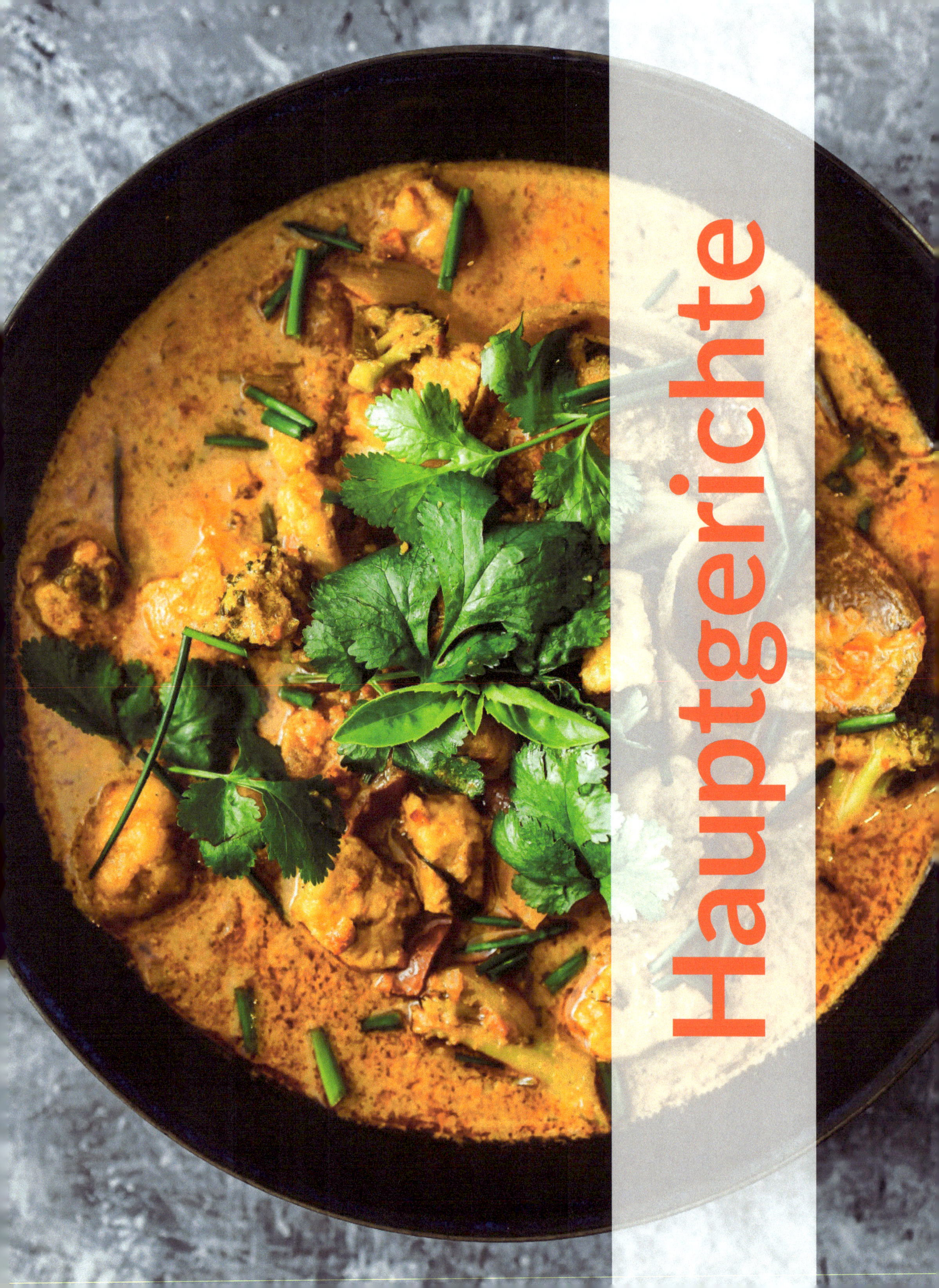

Hauptgerichte

GERÖSTETE GEMÜSE- UND SCHWARZE BOHNEN REISSCHALE

Portionen: 4 - ZUBEREITUNG: 30 MINUTEN

Unsere Geröstete Gemüse- und Schwarze Bohnen Reisschale ist ein Fest der Aromen und Texturen, das dich mit jedem Bissen begeistern wird. Diese Schale vereint geröstetes Gemüse wie Paprika, Zucchini und Tomaten mit herzhaften schwarzen Bohnen und aromatischem Reis. Die Kombination dieser Zutaten wird mit Gewürzen und Kräutern verfeinert und ergibt eine vollmundige und dennoch gesunde Mahlzeit. Diese Reisschale ist reich an Ballaststoffen, Proteinen und Geschmack. Sie kann sowohl als Hauptgericht oder als Beilage serviert werden und bietet eine Fülle von Nährstoffen und Aromen.

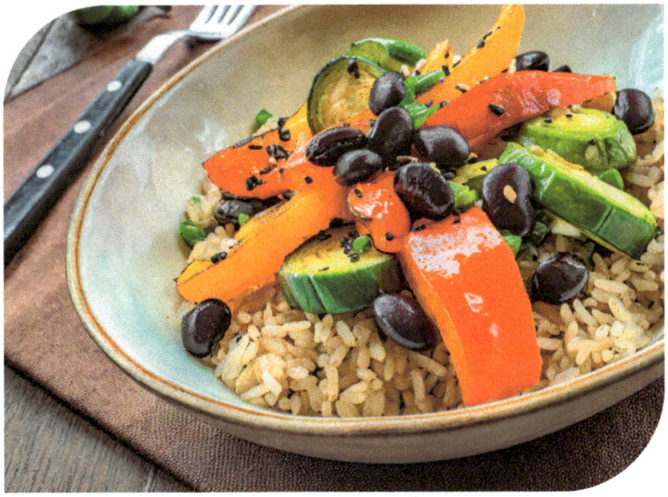

Zutaten:

- Antihaft-Kochspray
- 1 Esslöffel Olivenöl
- 4 Knoblauchzehen, gehackt
- 1 Teelöffel gemahlener Kreuzkümmel
- 1 Teelöffel Chilipulver
- Frisch gemahlener schwarzer Pfeffer
- 1 mittelgroße rote Zwiebel, gewürfelt
- 1 rote Paprika, gewürfelt
- 1 Tasse Rosenkohl, halbiert
- 2 Tassen gekochter brauner Reis, warm
- 1 Dose (ca. 425g) schwarze Bohnen, abgetropft und gespült
- Limettenstücke, zum Servieren (optional)
- Avocado-Scheiben, zum Servieren (optional)
- Frischer Koriander, zum Servieren (optional)

Anweisungen:

1. Den Ofen auf 200°C vorheizen.
2. Ein Backblech mit dem Kochspray einsprühen und beiseite stellen.
3. In einer mittelgroßen Schüssel Olivenöl, Knoblauch, Kreuzkümmel, Chilipulver und Pfeffer vermischen.
4. Rote Zwiebel, rote Paprika und Rosenkohl hinzufügen und gut vermengen. Das Gemüse gleichmäßig auf dem vorbereiteten Blech verteilen. 20 bis 30 Minuten rösten und gelegentlich umrühren, bis das Gemüse zart ist und anfängt zu bräunen.
5. Zum Zusammenstellen der Schalen, in vier Schüsseln den braunen Reis verteilen und mit schwarzen Bohnen und geröstetem Gemüse belegen.
6. Mit Limettenstücken, Avocado-Scheiben und Koriander servieren (falls gewünscht).

Kalorien: 207 | Kohlenhydrate: 35g | Eiweiß: 9g | Ballaststoffe: 7g | Cholesterin: 0mg | Fett: 4g

GEMISCHTE BLATTSALATE MIT LINSEN UND APFELSCHEIBEN

Portionen: 4 - ZUBEREITUNG: 20 MINUTEN

Unsere Gemischten Blattsalate mit Linsen und Apfelscheiben sind eine erfrischende und sättigende Kreation, die die frischen Aromen von Blattsalaten, proteinreichen Linsen und knusprigen Apfelscheiben miteinander vereint. Dieser Salat bietet eine ausgewogene Mischung aus Textur und Geschmack und ist reich an Nährstoffen. Die zarten Blattsalate werden mit gekochten Linsen und dünnen Apfelscheiben kombiniert und mit einem erfrischenden Dressing verfeinert. Dieses Gericht ist nicht nur köstlich, sondern auch gesund und eignet sich perfekt als leichtes Hauptgericht oder als Beilage zu verschiedenen Gerichten.

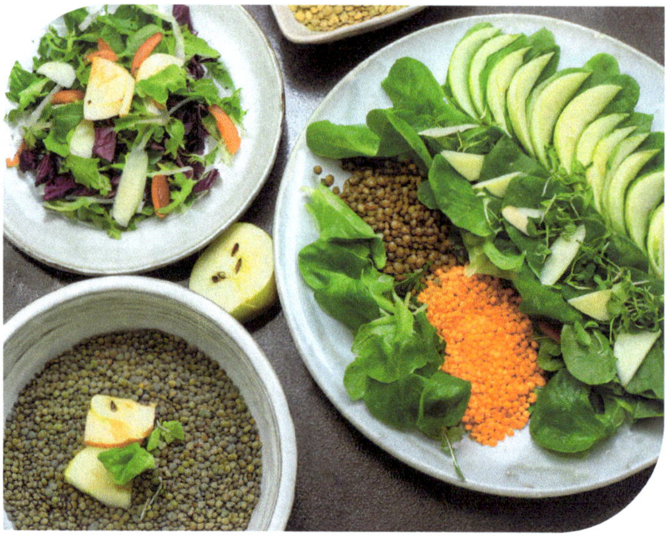

Zutaten:

- 1 Tasse getrocknete grüne oder braune Linsen
- 2 Tassen Wasser
- 2 Knoblauchzehen, gehackt
- Eine Prise Salz
- 6 Tassen gemischte Babysalate
- 4 Äpfel, entkernt und geschnitten
- 4 Teelöffel Olivenöl
- ¼ Tasse Rotweinessig

Anweisungen:

1. Linsen in ein Sieb geben. Nach beschädigten Linsen, Fremdkörpern oder Steinen suchen und entfernen. Die Linsen gründlich unter fließendem Wasser abspülen und in einen Kochtopf geben.
2. Wasser, Knoblauch und Salz hinzufügen. Bei mittlerer bis hoher Hitze zum schnellen Köcheln bringen. Dann die Hitze reduzieren, sodass es nur leicht köchelt. Unbedeckt 15 bis 20 Minuten kochen. Die Linsen sollten ihre Form behalten, um im Salat verwendet zu werden.
3. Die Linsen abgießen.
4. Die gemischten Blattsalate auf 4 Teller verteilen. Zu jedem Teller Salat ein Viertel der Linsen, 1 geschnittenen Apfel, 1 Teelöffel Olivenöl und 1 Esslöffel Rotweinessig hinzufügen. Guten Appetit!

Kalorien: 230 | Kohlenhydrate: 49g | Eiweiß: 11g | Ballaststoffe: 17g | Cholesterin: 0mg | Fett: 5g

GERÖSTETE KICHERERBSEN-GEFÜLLTE SÜßKARTOFFELN MIT CREMIGER TAHINI-SOßE

Portionen: 4 - ZUBEREITUNG: 40 MINUTEN

Ein kulinarisches Abenteuer erwartet dich mit unseren Gerösteten Kichererbsen-gefüllten Süßkartoffeln, die von einer seidigen Tahini-Soße gekrönt werden. Diese gefüllten Süßkartoffeln sind nicht nur ein Fest für die Sinne, sondern auch ein Beweis dafür, dass gesunde Mahlzeiten unglaublich köstlich sein können. Die zarte Süße der Süßkartoffeln trifft auf den knusprigen Biss gerösteter Kichererbsen, während die cremige Tahini-Soße alles harmonisch verbindet. Mit einem hohen Gehalt an Proteinen, Ballaststoffen und gesunden Fetten sind diese gefüllten Süßkartoffeln eine wahre Nährstoffquelle.

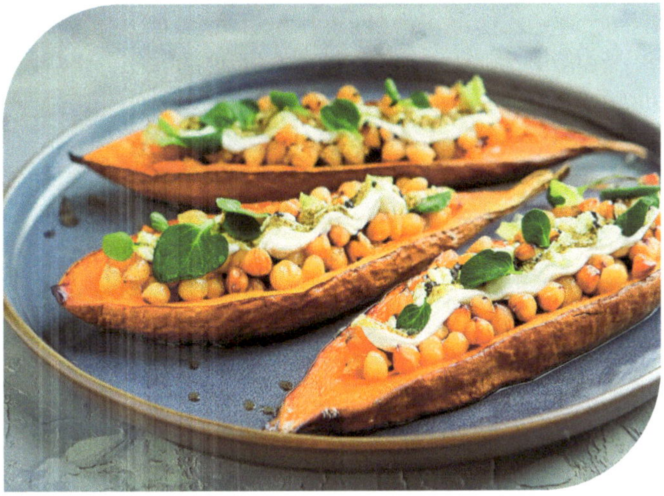

Zutaten:

- 4 mittelgroße Süßkartoffeln, gewaschen, getrocknet und überall mit einer Gabel eingestochen

Für die ofengerösteten Kichererbsen:

- 1 Dose (425g) Kichererbsen, abgespült, abgetropft und mit einem Papiertuch trocken getupft
- 2 Esslöffel Olivenöl
- ½ Teelöffel gemahlener Kreuzkümmel
- Eine Prise Salz

Für die cremige Tahini-Soße:

- ¼ Tasse Tahini
- 2 Knoblauchzehen, gehackt
- Eine Prise Salz
- 2 bis 3 Esslöffel Wasser, je nach Bedarf

Anweisungen:

1. Den Ofen auf 200°C vorheizen.
2. Zwei Backbleche mit Backpapier oder Aluminiumfolie auslegen und die Süßkartoffeln auf eines der vorbereiteten Bleche legen. Auf der untersten Ofenschiene etwa 40 Minuten backen, bis die Mitte der Süßkartoffeln weich ist, wenn man sie mit einem Messer ansticht. Aus dem Ofen nehmen und einige Minuten abkühlen lassen.
3. Kichererbsen mit Olivenöl und Gewürzen vermengen und etwa 20-25 Minuten rösten, bis sie knusprig sind.
4. Für die Tahini-Soße alle Zutaten in einer Schüssel verrühren, bis sie eine glatte Konsistenz haben.
5. Alles auf einen Teller servieren und genießen.

Kalorien: 371 | Kohlenhydrate: 46g | Eiweiß: 11g | Ballaststoffe: 10g | Cholesterin: 0mg | Fett: 17g

TOFU UND GEMÜSE BURRITOS

Portionen: 4 - ZUBEREITUNG: 25 MINUTEN

Unser Tofu und Gemüse Burritos sind eine köstliche Fusion von Aromen und Texturen, die die Vielfalt der vegetarischen Küche zelebriert. Diese Burritos sind randvoll mit saftigem Tofu, frischem Gemüse und einer vielseitigen Mischung aus Gewürzen und Kräutern. Die Füllung wird in warme Tortillas gewickelt, um ein herzhaftes und dennoch gesundes Geschmackserlebnis zu schaffen. Diese Burritos sind nicht nur lecker, sondern auch reich an pflanzlichen Proteinen und Ballaststoffen. Sie eignen sich perfekt als schnelles Mittagessen oder Abendessen und sind ein Beweis dafür, dass vegetarische Küche alles andere als langweilig ist.

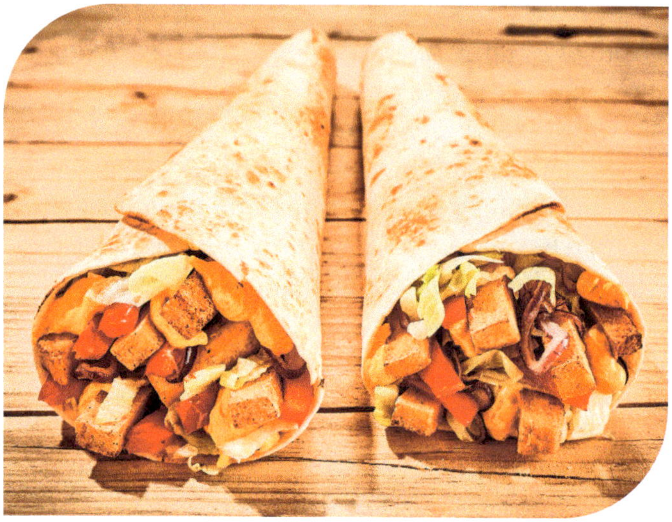

Zutaten:

- 4 (20-cm) Vollkornweizen-Tortillas
- 2 Esslöffel Olivenöl, geteilt
- 1 Tasse gewürfelte Zwiebeln
- 450g extra-fester Tofu, abgetropft und gepresst, in 2,5-cm-Würfel geschnitten
- 2 Tassen gehackte Brokkoliröschen
- 1 Teelöffel gemahlener Kreuzkümmel
- Salz
- Frisch gemahlener schwarzer Pfeffer
- Gehackte Tomaten (optional)
- Geriebener Salat (optional)
- Salsa (optional)
- Gehackte Avocado (optional)
- Frischer Koriander (optional)

Anweisungen:

1. Erhitzen Sie eine große Pfanne (ohne Öl) bei mittlerer Hitze und wärmen Sie die Tortillas jeweils etwa 30 Sekunden von beiden Seiten auf. Entfernen und warm halten.
2. Setzen Sie die Pfanne wieder auf die Hitze, erhöhen Sie auf mittlere bis hohe Hitze und erhitzen Sie 1 Esslöffel Olivenöl.
3. Zwiebeln hinzufügen und 1 Minute anbraten.
4. Fügen Sie den restlichen Esslöffel Olivenöl sowie den Tofu und Brokkoli hinzu. Kochen Sie 4 bis 6 Minuten unter häufigem Rühren, bis der Brokkoli weich und durchgekocht ist. Pfanne von der Hitze nehmen.
5. Rühren Sie den Kreuzkümmel ein und würzen Sie mit Salz und Pfeffer.
6. Legen Sie ⅓ bis ½ Tasse der Tofu-Gemüse-Mischung in jede Tortilla. Mit Ihren bevorzugten Toppings garnieren (falls verwendet) und die Burritos einwickeln. Heiß servieren.

Kalorien: 304 | Kohlenhydrate: 28g | Eiweiß: 19g | Ballaststoffe: 6g | Cholesterin: 0mg | Fett: 16g

ROTE BETE-BOHNEN-BURGER

Portionen: 6 - ZUBEREITUNG: 30 MINUTEN

Rote Bete-Bohnen-Burger sind ein echter Genuss für alle, die nach einer pflanzlichen Alternative zu traditionellen Burgern suchen. Diese saftigen und farbenfrohen Burger werden aus einer Mischung von Roter Bete, Bohnen, Gewürzen und Kräutern zubereitet, die zusammen eine geschmackliche Explosion bieten. Die lebendige Farbe der Roten Bete verleiht den Burgern nicht nur eine ansprechende Optik, sondern auch eine Extraportion Nährstoffe. Mit ihrem herzhaften Geschmack und ihrer saftigen Konsistenz sind diese Burger die perfekte Wahl für vegetarische Grillabende oder als gesunde Alternative zu Fast-Food-Burgern.

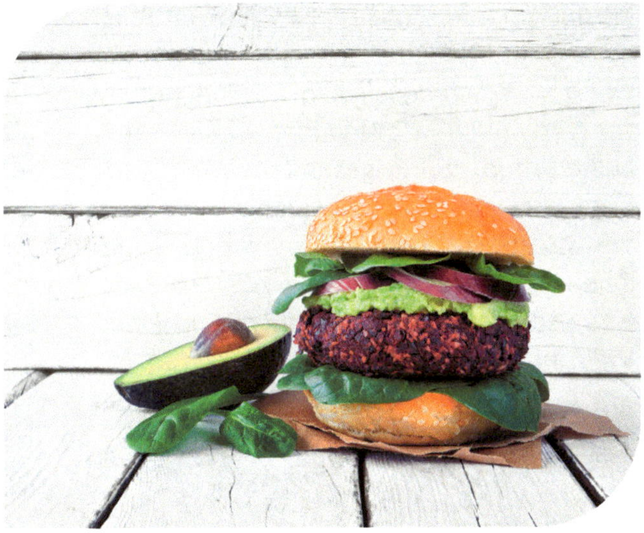

Zutaten:

- 1 Dose (ca. 425g) schwarze Bohnen, abgetropft und gespült
- 2 Tassen geschälte Rote Bete Stücke (klein geschnitten)
- ½ Tasse Hafermehl, plus mehr nach Bedarf
- 2 Knoblauchzehen, gehackt
- 2 Teelöffel Olivenöl
- ½ Teelöffel frisch gemahlener schwarzer Pfeffer
- 1 Teelöffel gemahlener Kreuzkümmel
- 2 Teelöffel Dijon-Senf (optional)
- 1 Teelöffel Paprika (optional)

Anweisungen:

1. Den Ofen auf 190°C vorheizen.
2. Ein Backblech mit Backpapier auslegen und beiseite stellen.
3. In einer Küchenmaschine oder einem Mixer, die schwarzen Bohnen und Rote Bete kombinieren und zu einer glatten Paste verarbeiten. Die Mischung in eine mittelgroße Schüssel geben.
4. Hafermehl, Knoblauch, Olivenöl, Pfeffer, Kreuzkümmel, Dijon-Senf und Paprika (falls verwendet) hinzufügen. Gut mischen. Die Mischung sollte formbar sein. Wenn sie zu flüssig ist, nach und nach Hafermehl hinzufügen, bis die gewünschte Konsistenz erreicht ist. Mit sauberen Händen 8 Patties formen und auf das vorbereitete Blech legen.
5. 25 bis 30 Minuten backen, bis die Ränder knusprig sind, dabei einmal wenden.
6. Mit Ihren bevorzugten Burgerbelägen servieren.

Kalorien: 129 | Kohlenhydrate: 23g | Eiweiß: 6g | Ballaststoffe: 5g | Cholesterin: 0mg | Fett: 2g

GEFÜLLTE ZUCCHINIBOOTE

Portionen: 4 - ZUBEREITUNG: 25 MINUTEN

Entdecken Sie mit unseren Gefüllten Zucchinibooten mit Paprika nicht nur einen geschmacklichen Höhepunkt, sondern auch eine wahre Quelle von Nährstoffen und gesunden Vorzügen. Diese vegetarische Köstlichkeit vereint die Zartheit der Zucchiniboote mit einer reichhaltigen Füllung aus frischem Gemüse, insbesondere Paprika, und einer Vielzahl von Gewürzen und Kräutern.

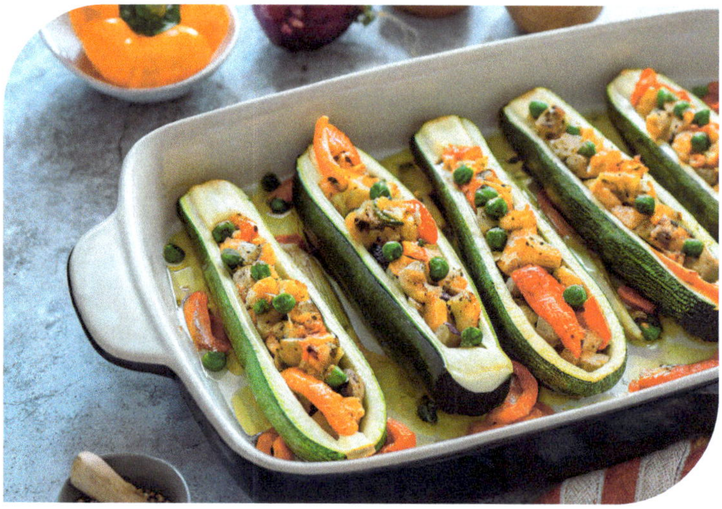

Zutaten:

- 2 Esslöffel Olivenöl, geteilt
- 1 weiße Zwiebel, gehackt
- 1 große Paprika, beliebige Farbe, gehackt
- 1 kleine Aubergine, gehackt (etwa 4 Tassen)
- 1 Tasse tiefgefrorene grüne Erbsen, aufgetaut
- 2 Zucchini, längs halbiert, Fruchtfleisch herausgeholt und beiseite gestellt, sodass eine 1,25 cm dicke Schale bleibt
- Salz
- Frisch gemahlener schwarzer Pfeffer

Anweisungen:

1. Den Ofen auf 200°C vorheizen.
2. In einer großen beschichteten Pfanne über mittlerer bis hoher Hitze 1½ Teelöffel Olivenöl erhitzen.
3. Die Zwiebel, Paprika und Aubergine hinzufügen und etwa 5 Minuten anbraten, bis sie weich sind.
4. Die Erbsen und das beiseite gestellte Zucchinifleisch hinzufügen und weitere 2 Minuten kochen lassen. Mit Salz und Pfeffer würzen.
5. Den Boden einer Auflaufform mit 1½ Teelöffel Olivenöl beträufeln und die Zucchinihälften mit der Hautseite nach unten in die Form legen.
6. Die Zucchiniboote gleichmäßig mit der Gemüsemischung füllen. Den Rest des Olivenöls über die Füllung träufeln. 20 bis 25 Minuten backen, bis die Zucchini weich sind.

Kalorien: 142 | Kohlenhydrate: 17g | Eiweiß: 4g | Ballaststoffe: 5g | Cholesterin: 0mg | Fett: 8g

EBRATENER BLUMENKOHLREIS

Portionen: 4 - ZUBEREITUNG: 20 MINUTEN

Unser Gebratener Blumenkohlreis ist eine gesunde und kreative Alternative zu herkömmlichem Reis. Frischer Blumenkohl wird zerkleinert und in der Pfanne gebraten, bis er eine leicht knusprige Textur erreicht. Mit frischem Gemüse, Gewürzen und Kräutern verfeinert, bietet dieses Gericht eine köstliche Geschmacksvielfalt. Es ist kalorienarm, reich an Ballaststoffen, Vitamin C, Vitamin K und Folsäure, und eignet sich perfekt als Beilage, Hauptgericht oder Basis für weitere Rezepte. Entdecken Sie den frischen Geschmack und die gesunden Vorzüge unseres Gebratenen Blumenkohlreises.

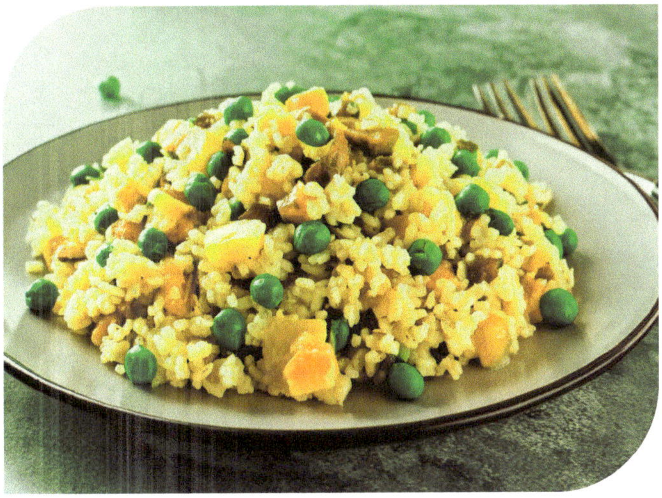

Zutaten:

- 1 mittelgroßer Blumenkohl (ca. 680 g), gewaschen, entkernt und grob in Röschen gehackt
- 2 große Eiweiße
- 1 großes Ei
- Antihaft-Kochspray oder Olivenölsprüher
- 1 EL Sesamöl
- 6 Frühlingszwiebeln, gewürfelt, Weiße und Grüne getrennt
- 1 Tasse tiefgefrorene Erbsen
- 4 Knoblauchzehen, gehackt
- 1 EL Sojasoße mit niedrigem Natriumgehalt oder nach Geschmack

Anweisungen:

1. Die Hälfte der Blumenkohlröschen in eine Küchenmaschine geben und pulsierend zerkleinern, bis der Blumenkohl die Textur von Reis hat. Nicht zu lange verarbeiten, sonst wird er matschig. In eine mittelgroße Schüssel umfüllen, beiseite stellen und mit dem restlichen Blumenkohl wiederholen.
2. In einer kleinen Schüssel die Eiweiße und das Ei verquirlen.
3. Eine große Pfanne, Bratpfanne oder Wok auf mittlerer Hitze erhitzen. Mit Kochspray besprühen oder den Olivenölsprüher verwenden.
4. Die Eier hinzufügen und 1 bis 2 Minuten rühren, bis sie gestockt sind. In eine kleine Schüssel umfüllen und beiseite stellen.
5. Die Pfanne zurück auf die Hitze stellen, die Hitze erhöhen, Sesamöl, Frühlingszwiebelweiß, Erbsen und Knoblauch hinzufügen. 3 bis 4 Minuten anbraten, bis sie weich sind.
6. Den Blumenkohlreis und die Sojasoße in die Pfanne geben und umrühren. Die Pfanne abdecken und 5 bis 6 Minuten braten, dabei häufig umrühren, bis der Blumenkohl außen leicht knusprig und innen zart ist.
7. Die Eier unterrühren, die Pfanne vom Herd nehmen und mit dem Frühlingszwiebelgrün bestreuen. Heiß servieren.

Kalorien: 136 | Kohlenhydrate: 16g | Eiweiß: 9g | Ballaststoffe: 6g | Cholesterin: 47mg | Fett: 5g

AVOCADO-PESTO-VOLLKORNREIS

Portionen: 4 - ZUBEREITUNG: 45 MINUTEN

Dieses Rezept ist perfekt für alle, die eine leckere Mahlzeit genießen und gleichzeitig auf ihren Cholesterinspiegel achten möchten. Der braune Basmatireis wird mit einer cremigen Avocado-Basilikum-Sauce kombiniert, die gesunde Fette enthält, die das Cholesterin senken können. Pinienkerne, Zitronensaft und Olivenöl sorgen für zusätzlichen Geschmack und wichtige Nährstoffe. Eine ideale Wahl für ein cholesterinfreundliches und nahrhaftes Mittag- oder Abendessen.

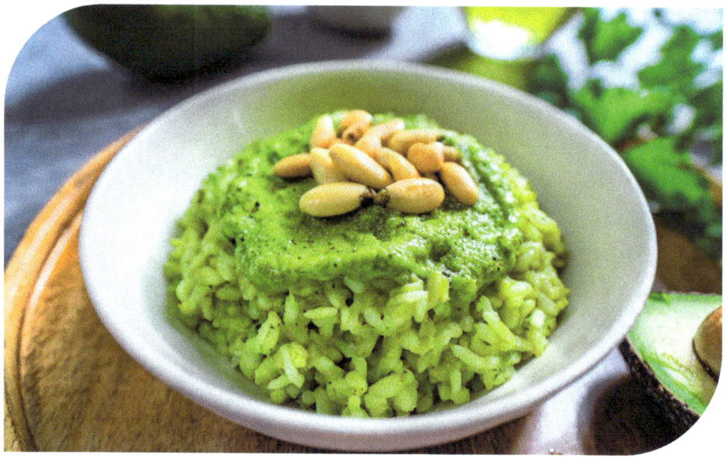

Zutaten:

- 1 Tasse brauner Basmatireis
- 2¼ Tassen Wasser, geteilt, plus nach Bedarf
- 1 große Avocado, geschält, entkernt und grob gehackt
- 1 Tasse fest gepackte frische Basilikumblätter
- ¼ Tasse Pinienkerne
- Saft von einer Zitrone
- 2 EL Olivenöl
- Salz
- Frisch gemahlener schwarzer Pfeffer

Anweisungen:

1. In einem mittelgroßen Topf bei mittlerer Hitze den Reis und zwei Tassen Wasser kombinieren. Zum Kochen bringen. Die Hitze auf ein sanftes Köcheln reduzieren, umrühren, den Topf abdecken und 30 bis 40 Minuten kochen, bis das Wasser vollständig absorbiert ist. Vom Herd nehmen und abgedeckt 5 Minuten stehen lassen. Alternativ können Sie einen Reiskocher verwenden.
2. Währenddessen in einem Mixer oder einer Küchenmaschine die Avocado, das Basilikum, die Pinienkerne, den Zitronensaft, das Olivenöl und das verbleibende ¼ Tasse Wasser kombinieren. Die Mischung pürieren, bis sie glatt ist. Mit Salz und Pfeffer abschmecken und bei Bedarf mehr Wasser hinzufügen, bis die Mischung die Konsistenz von saurer Sahne hat.
3. Den Reis mit einer Gabel auflockern und das grüne Dressing vorsichtig unter den warmen Reis heben. Sofort servieren.

Kalorien: 346 | Kohlenhydrate: 38g | Eiweiß: 5g | Ballaststoffe: 5g | Cholesterin: 0mg | Fett: 21g

AUBERGINEN-KICHERERBSEN-CURRY

Portionen: 4 - ZUBEREITUNG: 35 MINUTEN

Unser Auberginen-Kichererbsen-Curry ist ein herzhaftes Gericht, das die Aromen der indischen Küche einfängt. In diesem Curry vereinen sich zarte Auberginen, proteinreiche Kichererbsen und eine Vielzahl von Gewürzen zu einem geschmacklichen Fest. Die Auberginen werden saftig und zart, während die Kichererbsen eine willkommene Proteinquelle darstellen. Dieses Curry kann als eigenständiges Hauptgericht oder als Beilage zu Reis oder Naan-Brot serviert werden.

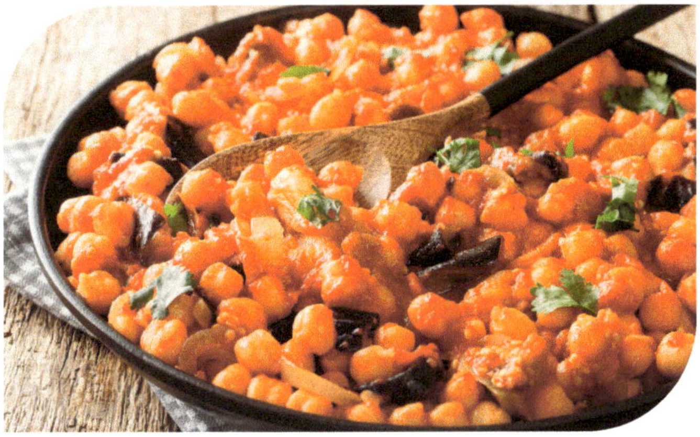

Zutaten:

- 1 EL Olivenöl
- 1 Zwiebel, gehackt
- 2 Schalen Kirschtomaten, halbiert
- 1 Aubergine (ca. 450g), in 1 cm Stücke geschnitten
- 2 TL Currypulver
- Prise Salz
- ¼ TL frisch gemahlener schwarzer Pfeffer
- 1 Dose (425g) Kichererbsen, abgetropft und abgespült
- ½ Tasse frische Basilikumblätter (optional)
- ¼ Tasse fettarmer griechischer Joghurt (optional)

Anweisungen:

1. In einem mittelgroßen Topf das Olivenöl bei mittlerer bis hoher Hitze erhitzen.
2. Fügen Sie die Zwiebel hinzu. 4 bis 6 Minuten unter gelegentlichem Rühren kochen, bis sie weich ist.
3. Tomaten, Aubergine, Currypulver, Salz und Pfeffer einrühren. Etwa 2 Minuten rühren, bis es duftet.
4. Fügen Sie zwei Tassen Wasser hinzu und bringen Sie die Mischung zum Kochen. Hitze reduzieren und 12 bis 15 Minuten bei teilweise abgedeckt köcheln lassen, bis die Aubergine zart ist.
5. Kichererbsen einrühren und etwa 3 Minuten kochen lassen, bis sie durchgeheizt sind. Vom Herd nehmen und das Basilikum unterrühren (falls verwendet). Servieren Sie es über Ihrem Lieblingsvollkorn oder in einer Vollkorn-Tortilla. Mit dem Joghurt toppen (falls verwendet).

Kalorien: 209 | Kohlenhydrate: 35g | Eiweiß: 9g | Ballaststoffe: 11g | Cholesterin: 0mg | Fett: 6g

NUDELN MIT BABYSPINAT, KRÄUTERN UND RICOTTA

Portionen: 4 - ZUBEREITUNG: 25 MINUTEN

Unsere Nudeln mit Babyspinat, Kräutern und Ricotta sind ein Geschmacksabenteuer, das frische Aromen und zarte Texturen vereint. Diese Pasta ist ein Fest der Sinne, bei dem sich zarte Babyspinatblätter mit duftenden Kräutern und cremigem Ricotta vermählen. Die Nudeln werden in einer würzigen Kräutersauce getränkt, die mit Knoblauch, Zitronensaft und Parmesankäse verfeinert wird. Das Ergebnis ist ein Gericht, das sowohl leicht und erfrischend als auch herzhaft und befriedigend ist. Diese Nudeln können als eigenständiges Hauptgericht oder als Beilage serviert werden.

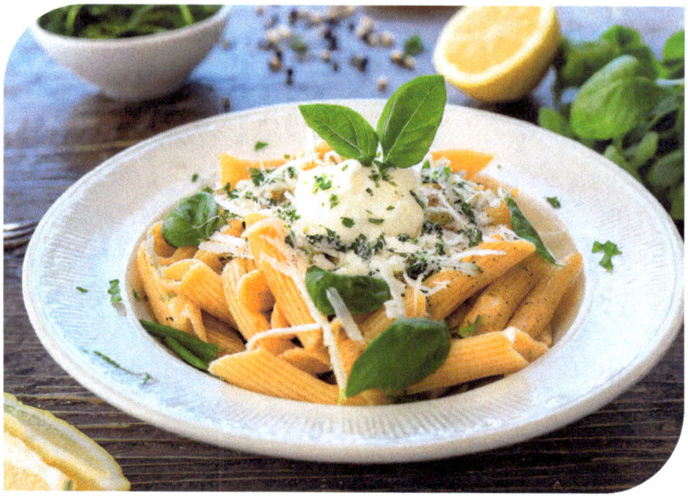

Zutaten:

- 2 EL Olivenöl
- 1 gelbe Zwiebel, fein gehackt
- 225g frischer Babyspinat, gehackt
- 1½ Tassen fettarmer Ricotta-Käse
- Schale von ½ Zitrone, fein gerieben
- Salz
- Frisch gemahlener schwarzer Pfeffer
- 225g Vollkornnudeln (nehmen Sie Ihre Lieblingsform)
- ¼ Tasse frische Basilikumblätter (optional)

Anweisungen:

1. Erhitzen Sie das Olivenöl in einer großen Pfanne bei mittlerer bis hoher Hitze.
2. Fügen Sie die Zwiebel hinzu. Kochen Sie 6 bis 8 Minuten, gelegentlich umrührend, bis sie weich ist.
3. Fügen Sie den Spinat hinzu und kochen Sie weitere 3 Minuten, dabei ständig rühren, bis er gerade welk ist.
4. Mischen Sie den Ricotta und die Zitronenschale ein und würzen Sie mit Salz und Pfeffer. Halten Sie die Mischung bei sehr niedriger Hitze warm.
5. Kochen Sie die Pasta in einem großen Topf mit kochendem Wasser gemäß den Anweisungen auf der Packung, bis sie al dente ist. Bewahren Sie 1 Tasse des Nudelkochwassers auf und lassen Sie die Pasta gut abtropfen. Geben Sie die abgetropfte Pasta in die Pfanne und werfen Sie sie, um sie zu überziehen, fügen Sie bei Bedarf etwas Nudelwasser hinzu, um die Soße zu lockern.
6. Toppen Sie mit dem Basilikum (falls verwendet) und servieren Sie sofort.

Kalorien: 384 | Kohlenhydrate: 50g | Eiweiß: 19g | Ballaststoffe: 7g | Cholesterin: 0mg | Fett: 13g

OFEN-HÜHNCHEN-FAJITAS MIT FRISCHER SOßE

Portionen: 4 - ZUBEREITUNG: 35 MINUTEN

Unsere Ofen-Hühnchen-Fajitas mit frischer Sauce sind ein Fest der Aromen und eine köstliche Variante eines klassischen Gerichts. Saftige Hühnchenstreifen werden im Ofen gebacken und mit einer reichhaltigen Mischung aus Paprika, Zwiebeln und Gewürzen kombiniert, um das perfekte Fajita-Erlebnis zu kreieren. Die frische Soße, bestehend aus Tomaten, Koriander, Limettensaft und anderen köstlichen Zutaten, verleiht diesem Gericht eine erfrischende Note.

Die Ofen-Hühnchen-Fajitas eignen sich hervorragend als Hauptgericht für gesellige Abende oder als schnelles und herzhaftes Abendessen unter der Woche.

Zutaten:

Für die Fajitas:
- 450g Hühnerbrust ohne Knochen und Haut, in 2,5cm Streifen geschnitten
- 2 Paprikaschoten, beliebige Farbe, in dicke Streifen geschnitten
- Olivenöl, zum Beträufeln
- 4 Vollkornmehl- oder Maistortillas, erwärmt
- Gewürfelte Avocado, optional
- Fettarme saure Sahne, optional
- Gerissener Salat, optional

Für die frische Soße:
- 1 Jalapeño-Schote, entkernt
- Prise Salz
- 2 mittelgroße Tomaten, ohne Stiel
- ½ Zwiebel, gewürfelt
- 1 Bund frischer Koriander, gehackt

Anweisungen:

1. Den Ofen auf 190°C vorheizen.
2. Ein Randblech mit Backpapier auslegen. Darauf das Huhn und die Paprika mit einem Schuss Olivenöl vermengen und gleichmäßig verteilen. 20 bis 25 Minuten backen, bis das Huhn durchgegart und die Paprika weich sind.
3. Das Huhn und die Paprika aus dem Ofen nehmen und auf den erwärmten Tortillas verteilen. Mit der frischen Soße servieren und nach Belieben belegen.

Frische Soße zubereiten:

4. Während das Huhn und die Paprika kochen, den Jalapeño in eine mikrowellengeeignete Schüssel geben. 2 bis 2½ Minuten bei hoher Stufe in der Mikrowelle garen, bis er schrumpelig ist, aber nicht schwarz wird. Herausnehmen, salzen und beiseite stellen.
5. Die Tomaten in eine flache mikrowellengeeignete Schüssel geben. Bei hoher Stufe 2 bis 3 Minuten in der Mikrowelle garen, bis sie weich, aber nicht matschig sind.
6. Den Jalapeño aus der Schüssel nehmen und das Wasser-Salz-Gemisch aufbewahren. Den Jalapeño würfeln (Vorsicht vor den Samen) und beiseite stellen. Den gewürfelten Jalapeño mit dem Wasser-Salz-Gemisch in eine Küchenmaschine oder einen Mixer geben. Die Tomaten ohne Saft hinzufügen und mixen, bis noch einige Tomatenstücke übrig sind. Die Mischung in eine Schüssel geben, Zwiebel und Koriander unterrühren.

Kalorien: 234 | Kohlenhydrate: 20g | Eiweiß: 32g | Ballaststoffe: 10g | Cholesterin: 65mg | Fett: 6g

HÜHNCHEN-ZUCCHINI-BURGER

Portionen: 4 - ZUBEREITUNG: 15 MINUTEN

Unsere Hühnchen-Zucchini-Burger sind eine gesunde und schmackhafte Wahl für Burger-Liebhaber. Diese saftigen Burger bestehen aus einer Mischung von magerem Hähnchenfleisch und zarten Zucchiniraspeln, die mit Gewürzen und Kräutern verfeinert werden. Das Ergebnis ist ein herzhaftes und dennoch leichtes Gericht, das reich an Proteinen und Nährstoffen ist. Die Zucchini in den Burgern trägt nicht nur zur saftigen Textur bei, sondern bringt auch eine Extraportion Vitamine und Ballaststoffe mit sich. Die Burger können auf vielfältige Weise zubereitet werden, sei es gegrillt, gebraten oder im Ofen gebacken.

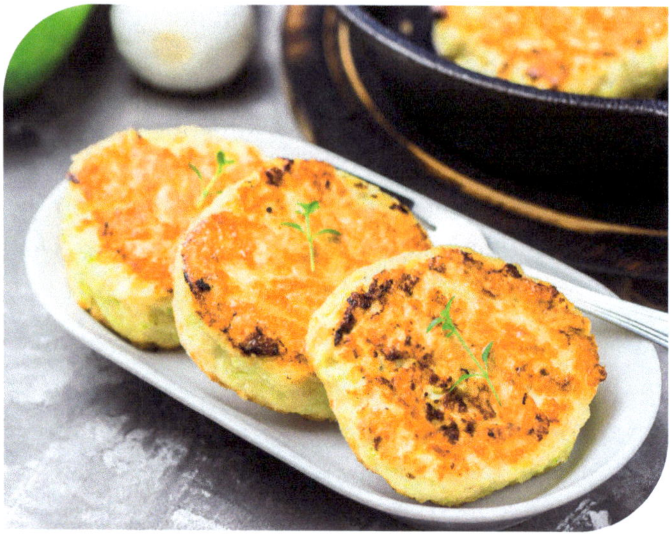

Zutaten:

- mittelgroße Zucchini, fein gerieben
- 1 kleine Zwiebel, fein gerieben
- 450g mageres, weißes Hühnerhackfleisch
- 1 großes Ei
- ½ Tasse Vollkorn-Panko-Paniermehl, geteilt
- 1 Teelöffel frisch gemahlener schwarzer Pfeffer
- Gehackte Frühlingszwiebeln, weiße und grüne Teile, zum Garnieren (optional)

Anweisungen:

1. Heizen Sie einen Grill oder eine Grillpfanne auf mittlerer bis hoher Stufe vor.
2. Drücken Sie die geriebene Zucchini in kleinen Portionen aus, um den Großteil des Wassers zu entfernen.
3. In einer großen Schüssel Zucchini, Zwiebel, Hühnchen, Ei, ¼ Tasse des Paniermehls und den Pfeffer kombinieren. Mit sauberen Händen, die Zutaten vermengen und 4 Patties formen.
4. Gießen Sie das restliche ¼ Tasse Paniermehl auf einen Teller. Jedes Patty beidseitig im Paniermehl wenden.
5. Legen Sie die Patties auf den Grill und grillen Sie sie 6 bis 7 Minuten. Wenden und weitere 3 bis 4 Minuten grillen, bis die Innentemperatur 70°C erreicht. Servieren Sie die Burger mit den Frühlingszwiebeln (falls verwendet) und Ihren bevorzugten Toppings und Beilagen.

Kalorien: 249 | Kohlenhydrate: 10g | Eiweiß: 24g | Ballaststoffe: 2g | Cholesterin: 132mg | Fett: 13g

HÄHNCHEN MIT ZITRONE UND SPINAT

Portionen: 4 - ZUBEREITUNG: 20 MINUTEN

Hähnchen mit Zitrone und Spinat ist ein erfrischendes und dennoch herzhaftes Gericht, das die Aromen der mediterranen Küche einfängt. Saftige Hähnchenbrustfilets werden mit frisch gepresstem Zitronensaft mariniert und dann in einer reichhaltigen Mischung aus Knoblauch, Olivenöl und frischem Spinat gebraten. Die Kombination aus der sauren Frische der Zitrone und der Erde des Spinats verleiht diesem Gericht eine wunderbare Geschmackstiefe. Die saftigen Hähnchenbrustfilets werden zart und mit Aromen durchzogen, während der Spinat eine gesunde Dosis an Vitaminen und Mineralstoffen liefert.

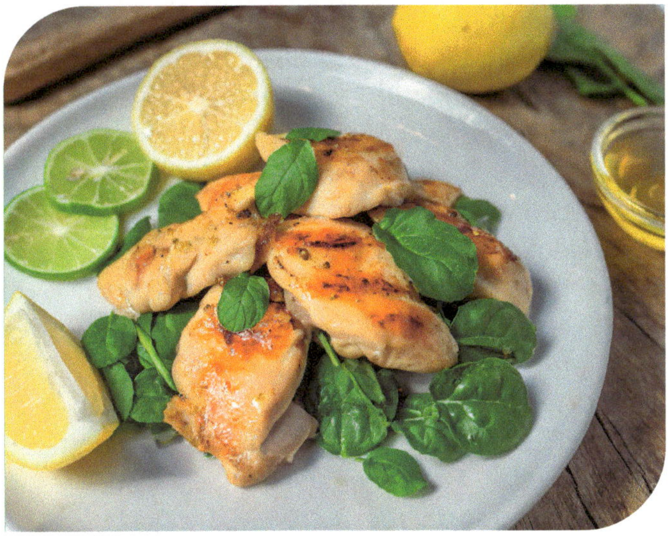

Zutaten:

- 1 Esslöffel Olivenöl
- ½ große gelbe Zwiebel, fein gehackt
- 4 Knoblauchzehen, fein gehackt
- 450g Hühnerbrust ohne Haut und Knochen, in 2 cm große Stücke geschnitten
- 1½ Esslöffel Sojasoße mit reduziertem Natriumgehalt
- ¼ Teelöffel frisch gemahlener schwarzer Pfeffer, nach Bedarf mehr
- 6 Tassen locker gepackter frischer Baby-Spinat
- 1 Esslöffel Zitronenschale
- 2 Esslöffel frisch gepresster Zitronensaft
- 2 Tassen frische Basilikumblätter
- Salz

Anweisungen:

1. In einer großen Pfanne das Olivenöl bei mittlerer Hitze erhitzen, bis es heiß ist.
2. Die Zwiebel hinzufügen und etwa 4 Minuten unter häufigem Rühren anbraten, bis sie weich ist.
3. Knoblauch hinzufügen und etwa 30 Sekunden anbraten, bis er duftet.
4. Hühnchen hinzufügen, die Hitze auf mittelhoch erhöhen und 3 Minuten anbraten, sodass alle Seiten Farbe annehmen.
5. Sojasoße und Pfeffer hinzufügen und etwa 3 Minuten weiterbraten, bis das Hühnchen vollständig durchgegart ist.
6. Den Spinat nach und nach hinzufügen und ihn in der Pfannenhitze zusammenfallen lassen.
7. Zitronenschale, Zitronensaft und Basilikum unterrühren. Etwa 1 Minute unter Rühren kochen, bis das Basilikum welk ist. Mit Salz und nach Bedarf mehr Pfeffer abschmecken.

Kalorien: 213 | Kohlenhydrate: 8g | Eiweiß: 28g | Ballaststoffe: 3g | Cholesterin: 65mg | Fett: 8g

HÄHNCHEN MIT HONIG-SENF-SOẞE

Portionen: 4 - ZUBEREITUNG: 20 MINUTEN

Unser Hähnchen mit Honig-Senf-Soße ist ein Geschmacksfest, das süße und würzige Aromen harmonisch kombiniert. Saftige Hähnchenbrustfilets werden in einer köstlichen Soße aus Honig, Senf, Knoblauch und Gewürzen zubereitet. Die Soße verleiht dem Hähnchen einen süßen, leicht scharfen und dennoch herzhaften Geschmack, der die Sinne erfreut. Diese Kombination aus süß und würzig ist eine wahre Gaumenfreude. Unser Hähnchen mit Honig-Senf-Soße eignet sich perfekt als Hauptgericht für besondere Anlässe oder wenn Sie sich einfach etwas Besonderes gönnen möchten.

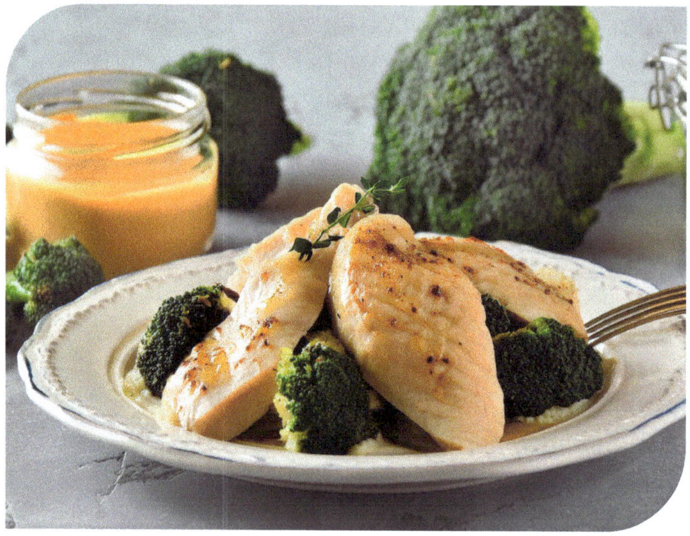

Zutaten:

- ½ Tasse Honig, eventuell mehr nach Bedarf
- ¼ Tasse natriumarmer gelber Senf, eventuell mehr nach Bedarf
- ¼ Tasse natriumarmer Dijon-Senf, eventuell mehr nach Bedarf
- 2 Esslöffel Olivenöl
- 450g Hähnchenbrust ohne Haut und Knochen
- 4 Tassen Brokkoli-Röschen

Anweisungen:

1. In einer mittelgroßen Schüssel Honig, gelben Senf und Dijon-Senf vermischen. Abschmecken und gegebenenfalls mehr Honig oder Senf hinzufügen. Beiseite stellen.
2. In einer großen Pfanne das Olivenöl bei mittlerer bis hoher Hitze erhitzen.
3. Das Hähnchen hinzufügen und ca. 3 bis 5 Minuten pro Seite anbraten. Die genaue Bratzeit hängt von der Dicke des Hähnchens ab. Das Hähnchen sollte zu 90 Prozent durchgegart sein.
4. Das Hähnchen mit der Honig-Senf-Soße beträufeln und jedes Stück mehrmals wenden, um es gleichmäßig zu überziehen.
5. Den Brokkoli hinzufügen und gut vermischen, sodass der Brokkoli mit der Honig-Senf-Soße überzogen ist.
6. Die Hitze auf mittel-niedrig reduzieren, die Pfanne abdecken und 3 bis 5 Minuten kochen lassen. Dabei den Brokkoli dämpfen, bis er knackig-zart ist, und das Hähnchen bis zu einer Innentemperatur von 74°C garen. Sofort servieren.

Kalorien: 352 | Kohlenhydrate: 39g | Eiweiß: 28g | Ballaststoffe: 3g | Cholesterin: 65mg | Fett: 11g

HAFERFLOCKEN-PANIERTE HÄHNCHENSTREIFEN

Portionen: 4 - ZUBEREITUNG: 15 MINUTEN

Die Haferflocken-panierten Hähnchenstreifen sind eine köstliche und knusprige Variante von Hähnchenstreifen, die mit Haferflocken paniert und gebacken werden. Diese knusprigen Streifen sind nicht nur lecker, sondern auch eine gesunde Wahl, da sie weniger fettig sind als frittierte Varianten. Die Haferflocken-Panade verleiht den Hähnchenstreifen eine herzhafte und nussige Note, die perfekt mit der zarten Textur des Hühnchens harmoniert. Sie sind nicht nur ein Genuss für den Gaumen, sondern auch eine großartige Quelle für Ballaststoffe und Proteine.

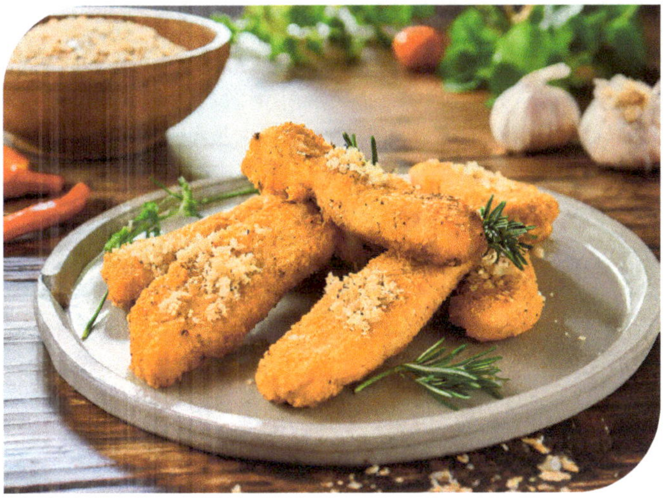

Zutaten:

- 1 Tasse Haferflocken
- ½ Tasse frisch geriebener Parmesankäse
- 1 Teelöffel gehackte frische Thymianblätter
- Prise Paprika
- 450g Hähnchenbruststreifen
- Salz
- Frisch gemahlener schwarzer Pfeffer
- Antihaft-Kochspray

Anweisungen:

1. Den Ofen auf 230°C vorheizen.
2. Die Haferflocken in einer Küchenmaschine 20 Sekunden lang zerkleinern, bis sie grob gemahlen sind.
3. Parmesankäse, Thymian, Paprika, eine Prise Salz und Pfeffer hinzufügen. Kurz pulsieren, bis alles gut vermischt ist, und in eine flache Schüssel umfüllen.
4. Jeden Hähnchenbruststreifen zwischen zwei Blätter stabile Plastikfolie legen. Mit einem Fleischklopfer oder einer kleinen schweren Pfanne das Hähnchen auf eine Dicke von ¼ Zoll klopfen.
5. Ein Backblech mit Kochspray bestreichen.
6. Beide Seiten der Streifen mit dem Kochspray bestreichen. Die Streifen in der Hafermischung wenden und auf das vorbereitete Blech legen. 15 Minuten backen oder bis sie gebräunt sind.

Kalorien: 384 | Kohlenhydrate: 50g | Eiweiß: 19g | Ballaststoffe: 7g | Cholesterin: 0mg | Fett: 13g

GEBRATENE PUTENSCHNITZEL MIT PAPRIKAGLASUR

Portionen: 4 - ZUBEREITUNG: 15 MINUTEN

Unsere gebratenen Putenschnitzel mit Paprikaglasur sind eine köstliche und farbenfrohe Option für eine herzhafte Mahlzeit. Zarte Putenschnitzel werden in einer reichhaltigen Glasur aus Paprika, Zwiebeln, Knoblauch und Gewürzen gebraten. Die Paprikaglasur verleiht den Putenschnitzeln eine einzigartige Kombination aus süßen und herzhaften Aromen. Die saftigen Putenschnitzel werden in dieser köstlichen Soße glasiert und nehmen die Geschmackstiefe auf.

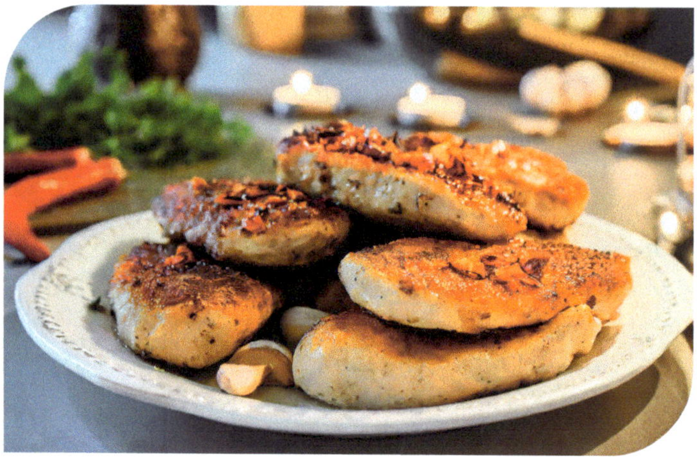

Zutaten:

- 3 Esslöffel Balsamico-Essig
- 2 Teelöffel Honig
- ¼ Tasse Wasser
- 450g 0,6 cm dicke Putenschnitzel
- Frisch gemahlener schwarzer Pfeffer
- Salz
- 2 Teelöffel Olivenöl
- 2 Knoblauchzehen, gehackt
- 2 rote Paprikaschoten, entkernt und in Streifen geschnitten

Anweisungen:

1. In einer kleinen Schüssel den Essig, Honig und Wasser verrühren. Beiseite stellen.
2. Beide Seiten der Putenschnitzel mit Pfeffer und einer Prise Salz würzen.
3. In einer großen beschichteten Pfanne das Olivenöl bei mittlerer bis hoher Hitze erhitzen.
4. Knoblauch hinzufügen und 30 Sekunden anbraten, bis er duftet.
5. Die Putenschnitzel hinzufügen und 2 Minuten pro Seite braten, bis sie gar sind und eine Innentemperatur von 75°C erreicht haben. Die Schnitzel aus der Pfanne nehmen und warm halten.
6. Die Pfanne wieder auf den Herd stellen, die Hitze auf mittlere Stufe reduzieren und die roten Paprikastreifen hinzufügen. 2 Minuten anbraten.
7. Die Balsamico-Mischung einrühren und 3 Minuten unter ständigem Rühren kochen, bis sie etwa zur Hälfte reduziert ist.
8. Die Sauce und die roten Paprikastreifen über die Schnitzel geben. Mit braunem Reis oder Ihrem Lieblingsvollkorn servieren.

Kalorien: 171 | Kohlenhydrate: 8g | Eiweiß: 29g | Ballaststoffe: 1g | Cholesterin: 70mg | Fett: 3g

PUTENSCHNITZEL MIT PARMESAN-KRUSTE

Portionen: 4 - ZUBEREITUNG: 25 MINUTEN

Unsere Putenschnitzel mit Parmesan-Kruste sind ein köstliches Gericht, das zartes Putenfleisch mit einer knusprigen und würzigen Kruste aus Parmesan-Käse und Gewürzen kombiniert. Diese Schnitzel sind nicht nur saftig und voller Geschmack, sondern auch eine gesündere Alternative zu paniertem Fleisch, da sie weniger Fett enthalten.

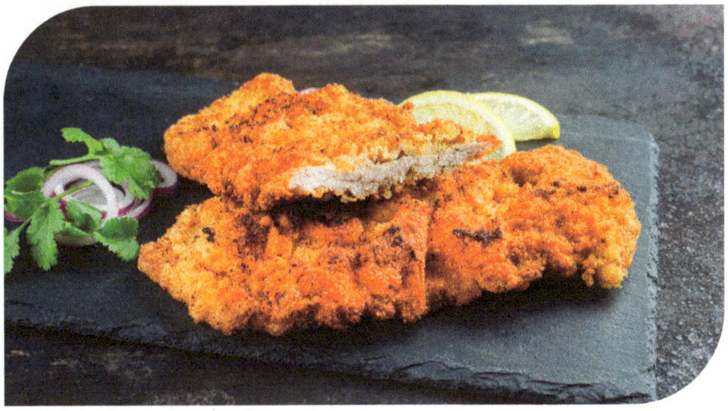

Zutaten:

- 4 Putenschnitzel (à 110g)
- Salz
- Frisch gemahlener schwarzer Pfeffer
- ⅓ Tasse Vollkorn-Panko-Paniermehl
- 2 Esslöffel geriebener Parmesan
- 2 Teelöffel getrocknete Petersilie
- 2 große Eiweiße, geschlagen
- 1 Esslöffel Olivenöl
- Zitronenspalten zum Servieren (optional)
- Gehackte frische Petersilienblätter zum Servieren (optional)

Anweisungen:

1. Würzen Sie die Schnitzel mit Salz und Pfeffer.
2. In einer mittelgroßen Schüssel das Paniermehl, den Parmesan und die getrocknete Petersilie vermengen.
3. In einer anderen Schüssel die Eiweiße schlagen.
4. Eine große, beschichtete Pfanne bei mittlerer Hitze erhitzen.
5. Die Putenschnitzel erst in den Eiweißen wenden, dann in der Paniermehlmischung, überschüssiges Paniermehl abschütteln.
6. Das Olivenöl in die Pfanne geben, gefolgt von den panierten Schnitzeln. Etwa 6 Minuten pro Seite braten, bis sie goldbraun sind und eine Innentemperatur von 74°C erreichen. Mit Zitronenspalten und frischer Petersilie servieren (falls gewünscht).

Kalorien: 193 | Kohlenhydrate: 5g | Eiweiß: 32g | Ballaststoffe: 1g | Cholesterin: 72mg | Fett: 5g

MEDITERRANE PUTEN-KEBABS

Portionen: 4 - ZUBEREITUNG: 25 MINUTEN

Mediterrane Puten-Kebabs sind ein Fest der Aromen, das dich direkt an die sonnenverwöhnten Küsten des Mittelmeers entführt. Diese saftigen Spieße bestehen aus zartem Putenfleisch, buntem Gemüse und mediterranen Gewürzen, die zusammen ein unwiderstehliches Geschmackserlebnis bieten. Die Kebabs sind proteinreich und reich an Vitaminen und Ballaststoffen aus dem Gemüse. Perfekt gegrillt, sind sie eine gesunde Wahl für jede Mahlzeit. Ob beim sommerlichen Grillfest im Freien oder als schnelles Abendessen unter der Woche, mediterrane Puten-Kebabs sind immer eine köstliche Wahl.

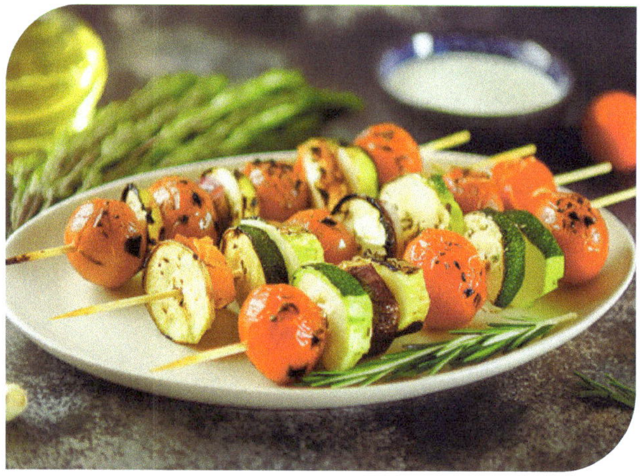

Zutaten:

- ½ Tasse Balsamico-Essig
- 2 Esslöffel Olivenöl, plus zusätzlich für den Grill
- 1 Esslöffel Honig
- 450 Gramm entbeinte, hautlose Putenbrustschnitzel, in 5cm Stücke geschnitten
- 2 große Zucchini, in 2,5cm Stücke geschnitten
- 1 große Zwiebel, in 2,5cm Stücke geschnitten
- 8 (25cm) Holzspieße

Anweisungen:

1. Weichen Sie 8 (25cm) Holzspieße für 30 Minuten in Wasser ein. Alternativ können Sie Metallspieße verwenden, die nicht eingeweicht werden müssen.
2. Während die Spieße einweichen, verquirlen Sie den Essig, das Olivenöl und den Honig in einer kleinen Schüssel. Beiseite stellen.
3. Fädeln Sie auf jeden Spieß je 2 Stücke Pute, 2 Zucchini-Stücke und 1 Zwiebelstück. Legen Sie die Kebabs in eine flache Schale und gießen Sie die Marinade darüber. Abdecken und für 1 Stunde im Kühlschrank marinieren lassen, gelegentlich wenden.
4. Bereiten Sie einen Grill oder eine Grillpfanne für starke Hitze vor.
5. Lassen Sie die Marinade von den Kebabs abtropfen und bewahren Sie diese auf.
6. Ölen Sie den Grillrost leicht ein. Legen Sie die Spieße auf den Grill, schließen Sie den Deckel und grillen Sie sie 14 bis 16 Minuten lang, bis der Saft klar ist, dabei zweimal wenden.
7. In einem mittelgroßen Topf auf starker Hitze die aufbewahrte Marinade zum Kochen bringen. 1 Minute kochen lassen. Nehmen Sie sie vom Herd und träufeln Sie die Marinade über die Kebabs.

Kalorien: 240 | Kohlenhydrate: 15g | Eiweiß: 29g | Ballaststoffe: 2g | Cholesterin: 70mg | Fett: 8g

RINDERFILETSTEAKS MIT BALSAMICO-BOHNEN

Portionen: 4 - ZUBEREITUNG: 15 MINUTEN

Rinderfiletsteaks mit Balsamico-Bohnen sind ein wahres Geschmackserlebnis für Feinschmecker. Diese zarten, saftigen Rinderfiletsteaks werden auf den Punkt gegrillt und mit einer köstlichen Balsamico-Bohnenmischung serviert. Die Balsamico-Bohnen sind eine perfekte Begleitung zu den Steaks. Sie werden in einer herrlich würzigen Balsamicoreduktion glasiert und sind eine Mischung aus zarten grünen Bohnen, saftigen Kirschtomaten und aromatischem Knoblauch.

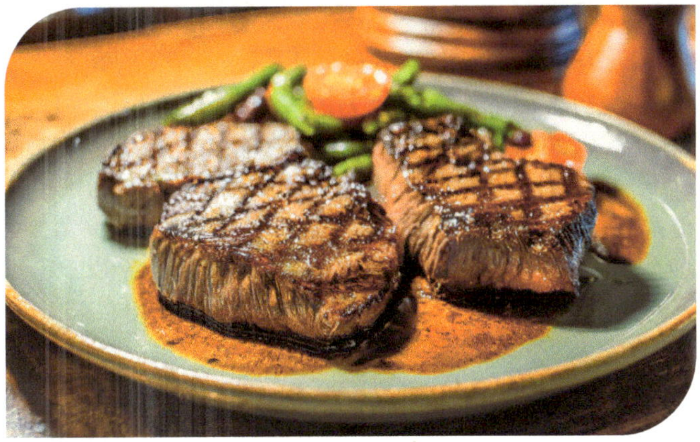

Zutaten:

- 2 Teelöffel Olivenöl
- 2 Tassen in Streifen geschnittene rote Zwiebel
- 4 Knoblauchzehen, gehackt
- ½ Tasse Wasser
- 2 Tassen grüne Bohnen, geschnitten
- 2 Esslöffel Balsamico-Essig
- 4 Rinderfiletsteaks à 115g, entfettet
- Salz
- Frisch gemahlener schwarzer Pfeffer
- Antihaft-Kochspray

Anweisungen:

1. Erhitzen Sie in einem mittelgroßen Topf bei mittlerer bis starker Hitze das Olivenöl.
2. Fügen Sie die rote Zwiebel hinzu und braten Sie sie 6 Minuten an.
3. Geben Sie den Knoblauch hinzu und sautieren Sie ihn 1 Minute.
4. Rühren Sie das Wasser ein und kochen Sie weitere 4 Minuten oder bis die Zwiebel weich ist und die meiste Flüssigkeit verdampft ist.
5. Fügen Sie die grünen Bohnen und den Essig hinzu. Decken Sie die Pfanne ab und kochen Sie 4 Minuten oder bis die Bohnen bissfest sind. Vom Herd nehmen und warm halten.
6. Würzen Sie die Steaks mit einer Prise Salz und Pfeffer.
7. Erhitzen Sie eine Gusseisenpfanne oder eine andere schwere Pfanne über mittlerer bis starker Hitze. Beschichten Sie die Pfanne mit dem Kochspray, geben Sie die Steaks in die Pfanne und braten Sie sie 3 Minuten pro Seite oder bis zum gewünschten Gargrad. Lassen Sie sie 5 Minuten ruhen. Servieren Sie die Steaks mit der Bohnenmischung.

Kalorien: 322 | Kohlenhydrate: 13g | Eiweiß: 33g | Ballaststoffe: 3g | Cholesterin: 95mg | Fett: 15g

TACO SALATBLATT-BECHER

Portionen: 4 - ZUBEREITUNG: 20 MINUTEN

Der Taco Salatblatt-Becher ist eine kreative und unterhaltsame Art, einen klassischen Taco in einer handlichen und gesunden Form zu genießen. Statt Tortillaschalen werden hier knusprige Salatblätter verwendet, die als schmackhafte "Becher" dienen. In diesen Bechern findest du eine Füllung aus herzhaft gewürztem Hackfleisch, knusprigen Nachos, frischem Gemüse wie Tomaten und Avocado sowie einer großzügigen Portion geriebenem Käse. Das Ganze wird mit einer leckeren Salsa und einem Schuss saurer Sahne getoppt, um eine perfekte Balance aus Aromen und Texturen zu schaffen.

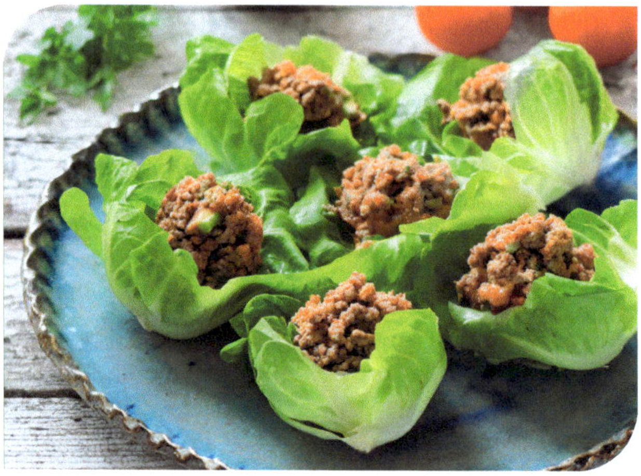

Zutaten:

- 1½ Teelöffel Olivenöl
- 2 Knoblauchzehen, gehackt
- 1 kleine Zwiebel, gehackt
- 1 kleine Paprika, beliebige Farbe, gehackt
- 450g mageres Rinderhackfleisch (99% fettfrei)
- 1 Teelöffel Kreuzkümmel
- 1 Teelöffel Chilipulver
- 1 Teelöffel Paprika
- 175ml Wasser
- 1 Dose (ca. 115g) Tomatensoße ohne zugesetztes Salz
- 8 große Römersalatblätter, gewaschen und getrocknet
- Salz
- Frisch gemahlener schwarzer Pfeffer

Anweisungen:

1. In einer großen Pfanne bei mittlerer Hitze das Olivenöl, Knoblauch, Zwiebel und Paprika kombinieren. Ca. 3 Minuten anbraten, bis die Zwiebel durchsichtig ist.
2. Das Rinderhackfleisch zur Pfanne hinzufügen. 7 bis 10 Minuten kochen lassen, bis es nicht mehr rosa ist oder eine Innentemperatur von 71°C erreicht hat. Dabei das Fleisch mit einem Löffel in kleinere Stücke zerbrechen.
3. Kreuzkümmel, Chilipulver und Paprika hinzufügen und gut vermengen.
4. Wasser und Tomatensoße einrühren. Die Hitze reduzieren und die Mischung ca. 15 Minuten köcheln lassen.
5. Das Fleisch gleichmäßig auf die Salatblätter verteilen, jeweils in die Mitte jedes Blattes geben. Mit Ihren bevorzugten Taco-Beilagen belegen.

Kalorien: 171 | Kohlenhydrate: 6g | Eiweiß: 25g | Ballaststoffe: 2g | Cholesterin: 65mg | Fett: 6g

SPRIGES OFEN-GEBACKENES HÄHNCHEN

Portionen: 4 - ZUBEREITUNG: 60 MINUTEN

Knuspriges, ofen-gebackenes Hähnchen ist ein wahrer Gaumenschmaus, der die perfekte Kombination aus zartem Fleisch und einer herrlich knusprigen Kruste bietet. Saftige Hähnchenteile werden in einer köstlichen Panade aus Gewürzen, Semmelbröseln und Parmesankäse gewendet, bevor sie im Ofen goldbraun und knusprig gebacken werden. Das Ergebnis ist ein unwiderstehliches Hähnchen mit einer krossen Textur und einem Geschmack, der dich begeistern wird.

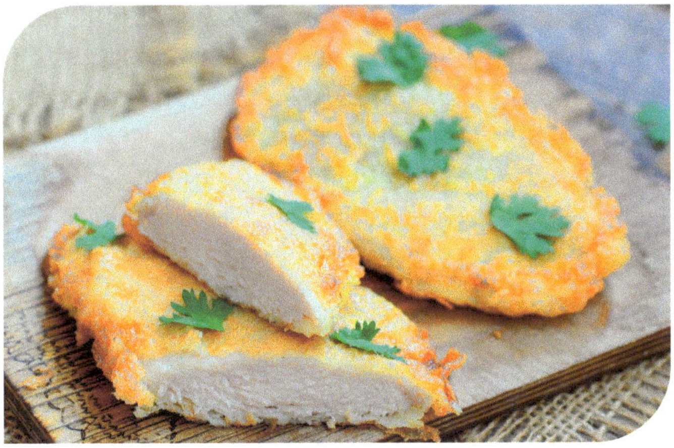

Zutaten:

- Kochspray (bevorzugt Buttergeschmack)
- 1 Teelöffel gemahlener Ingwer, oder nach Geschmack
- 1 Teelöffel Paprika
- ¼ Teelöffel Salz
- Pfeffer nach Geschmack
- 3 Hähnchenbrüste ohne Haut mit Knochen (je ca. 340 g), sichtbares Fett entfernt
- 4 Tassen Weizenflocken- oder Cornflakes, leicht zerdrückt
- 1 mittelgroße Knoblauchzehe, zerdrückt (optional)

Anweisungen:

1. Den Ofen auf 175°C vorheizen. Ein Backblech leicht mit Kochspray einsprühen.
2. In einer kleinen Schüssel den Ingwer, Paprika, Salz und Pfeffer vermengen. Beidseitig über das Hähnchen streuen.
3. In einer Tortenform die Cornflakes und den Knoblauch vermischen. Das Hähnchen in die Mischung tauchen, wenden, um es zu überziehen, und vorsichtig überschüssige Mischung abschütteln. Mit den Fingerspitzen die Panade vorsichtig andrücken, damit sie am Hähnchen haftet.
4. Das Hähnchen von allen Seiten leicht mit Kochspray besprühen. Auf das Backblech legen.
5. 45 Minuten bis 1 Stunde backen oder bis das Hähnchen goldbraun, zart und in der Mitte nicht mehr rosa ist. (Die genaue Zeit hängt von der Dicke des Hähnchens ab.) Vor dem Servieren jede Brust halbieren.

Kalorien: 241 | Kohlenhydrate: 20g | Eiweiß: 31g | Ballaststoffe: 3g | Cholesterin: 87mg | Fett: 4g

KNOBLAUCH-HÄHNCHENFILETS IN BALSAMICO-ESSIG

Portionen: 8 - ZUBEREITUNG: 30 MINUTEN

Knoblauch-Hähnchenfilets in Balsamico-Essig sind ein kulinarisches Meisterwerk, das die Sinne verführt. Zarte Hähnchenfilets werden in einer köstlichen Marinade aus Balsamico-Essig, Knoblauch, frischen Kräutern und Olivenöl eingelegt. Beim Braten entfaltet sich der reiche, aromatische Geschmack und verleiht dem Hähnchen eine unvergleichliche Tiefe. Nährwerttechnisch überzeugen diese Hähnchenfilets mit ihrer mageren Proteinquelle und den gesundheitsfördernden Eigenschaften des Balsamico-Essigs. Diese Kombination ist nicht nur lecker, sondern auch gut für dich.

Zutaten:

- 8 entbeinte, hautlose Hähnchenbrustfilets (ca. 120g jedes), sichtbares Fett entfernt
- ½ Tasse Weizenmehl
- 2 Teelöffel Olivenöl
- Kochspray
- 6 bis 8 mittelgroße Knoblauchzehen, gehackt
- 1 Tasse fettfreie, natriumarme Hühnerbrühe
- ⅓ Tasse Balsamico-Essig
- Pfeffer nach Geschmack
- 1 Esslöffel Maisstärke
- 2 Esslöffel Wasser

Anweisungen:

1. Das Hähnchen auf einen Teller legen. Mit Mehl bestreuen und überschüssiges Mehl abschütteln.
2. Das Öl in einer großen, beschichteten Pfanne bei mittel-hoher Hitze erhitzen.
3. Die Hähnchenfilets 2 bis 3 Minuten anbraten, bis sie goldbraun sind. Die Oberseite leicht mit Kochspray besprühen und die Filets wenden. Mit Knoblauch bestreuen und weitere 2 bis 3 Minuten anbraten.
4. Brühe, Essig und Pfeffer hinzufügen. Hitze reduzieren und 5 bis 10 Minuten köcheln lassen, bis das Hähnchen zart ist und nicht mehr rosa in der Mitte.
5. Die Flüssigkeit in der Pfanne lassen und das Hähnchen auf eine Platte legen und warm halten.
6. Die Maisstärke in einer kleinen Schüssel mit Wasser verquirlen. Die Mischung in die Pfanne gießen und zum Kochen bringen. 1 bis 2 Minuten kochen lassen, dabei gelegentlich umrühren, bis die Flüssigkeit dick und glatt ist. Über das Hähnchen gießen.

Kalorien: 186 | Kohlenhydrate: 10g | Eiweiß: 25g | Ballaststoffe: 0g | Cholesterin: 73mg | Fett: 4g

GRIECHISCH ANGEHAUCHTES HÜHNCHENSCHMORGERICHT

Portionen: 4 - ZUBEREITUNG: 45 MINUTEN

Das griechisch angehauchte Hühnchenschmorgericht ist eine kulinarische Reise ins Herz der griechischen Küche, die deinen Gaumen verzaubern wird. Zarte Hühnerstücke werden in einer reichhaltigen, aromatischen Tomatensoße geschmort, die mit mediterranen Aromen wie Oliven, Zwiebeln, Knoblauch, Oregano und Zitronensaft verfeinert ist. Diese Kombination aus herzhaft und leicht säuerlich macht dieses Gericht zu einem Geschmackserlebnis.

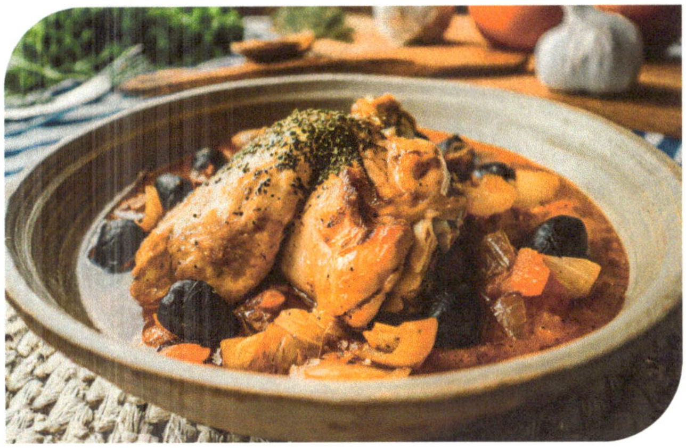

Zutaten:

- 1 Teelöffel Olivenöl
- 450g Hähnchenbruststreifen, sichtbares Fett entfernt
- 1 mittelgroße grüne Paprika, in 2,5 cm Streifen geschnitten
- 2 mittelgroße Schalotten, geviertelt
- 1 Dose (ca. 410 g) gewürfelte Tomaten ohne Salzzusatz
- ½ Tasse fettfreie, natriumarme Hühnerbrühe
- ¼ Tasse grob gehackte Kalamata-Oliven
- 1 Teelöffel geriebene Zitronenschale
- 2 Esslöffel frischer Zitronensaft
- 1 Teelöffel getrockneter Oregano, zerbröselt
- ¼ Teelöffel Pfeffer
- ⅛ Teelöffel Salz
- ⅛ Teelöffel gemahlener Zimt

Anweisungen:

1. In einer großen antihaftbeschichteten Pfanne das Öl bei mittlerer bis hoher Hitze erhitzen und schwenken, um den Boden zu bedecken.
2. Das Hühnchen 2 Minuten von jeder Seite anbraten.
3. Die Paprika und die Schalotten hinzufügen und 2 bis 3 Minuten köcheln lassen oder bis das Gemüse bissfest ist, dabei gelegentlich umrühren.
4. Die restlichen Zutaten, einschließlich der Tomaten mit Flüssigkeit, unterrühren. Zum Köcheln bringen.
5. Die Hitze reduzieren und zugedeckt 25 bis 30 Minuten schmoren lassen, oder bis das Hühnchen in der Mitte nicht mehr rosa ist.

Kalorien: 206 | Kohlenhydrate: 10g | Eiweiß: 26g | Ballaststoffe: 3g | Cholesterin: 1mg | Fett: 7g

HÜHNCHEN- UND GEMÜSEAUFLAUF

Portionen: 4 - ZUBEREITUNG: 20 MINUTEN

Der Hühnchen- und Gemüseauflauf ist ein wohlschmeckendes und herzhaftes Gericht, das Komfort und Geschmack auf den Teller bringt. Saftige Hühnerstücke werden mit einer cremigen Soße aus Sahne, Käse und Gewürzen vermischt und dann mit einer bunten Auswahl an frischem Gemüse wie Brokkoli, Karotten und Paprika kombiniert. Diese Mischung aus Proteinen und Vitaminen ist sowohl köstlich als auch nahrhaft.

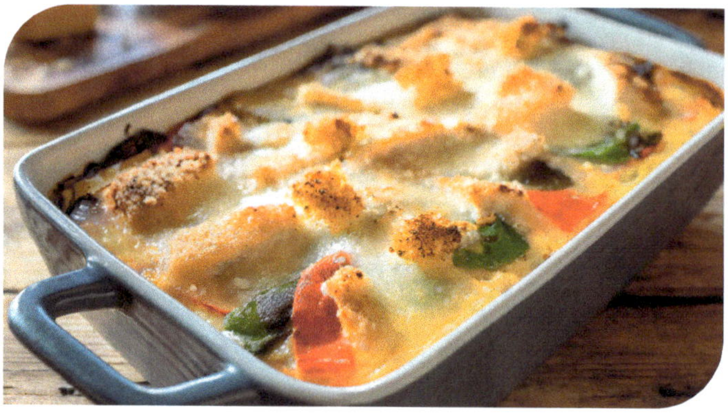

Zutaten:

- Kochspray
- 2 Esslöffel leichte Margarine
- 225 g Champignons, in Scheiben geschnitten
- ½ Tasse gewürfelte grüne Paprika
- ½ Tasse gewürfelte rote Paprika
- ½ Tasse gehackte Zwiebeln
- ½ Tasse in Streifen geschnittene Wasserkastanien, abgetropft
- ¼ Tasse Vollkorn-Panko
- 1 Esslöffel geriebener oder geraspelter Parmesankäse
- ¼ Tasse leichte Mayonnaise
- 2 Teelöffel frischer Zitronensaft
- ½ Teelöffel getrockneter Thymian, zerbröckelt
- Eine Prise Pfeffer (vorzugsweise weiß)
- 2 Tassen gewürfeltes, gekochtes, hautloses Hühnerbrustfleisch ohne Salz, sichtbares Fett entfernt

Anweisungen:

1. Den Ofen auf 190°C vorheizen. Eine 20x20 cm Auflaufform leicht mit Kochspray einsprühen.
2. In einer beschichteten Pfanne die Margarine bei mittlerer bis hoher Hitze schmelzen lassen, den Boden der Pfanne dabei schwenken. Die Champignons, grüne und rote Paprika, Zwiebeln und Wasserkastanien zugedeckt 7 bis 9 Minuten anbraten, gelegentlich umrühren. Deckel abnehmen und 2 Minuten kochen, bis die Flüssigkeit verdampft ist. Zur Seite stellen.
3. In einer kleinen Schüssel Panko und Parmesan vermengen. In einer großen Schüssel Mayonnaise, Zitronensaft, Thymian und Pfeffer vermischen. Das Hühnerfleisch und die Champignonmischung gut unterrühren.
4. Die Mischung in die Auflaufform geben und die Panko-Mischung darüber streuen. 20 Minuten backen.

Kalorien: 157 | Kohlenhydrate: 9g | Eiweiß: 17g | Ballaststoffe: 2g | Cholesterin: 44mg | Fett: 6g

PUTENSCHNITZEL MIT BASILIKUM-PILZ-SOßE

Portionen: 4 - ZUBEREITUNG: 20 MINUTEN

Putenschnitzel mit Basilikum-Pilz-Soße ist ein exquisites Gericht, das deine Geschmacksknospen verwöhnen wird. Zarte Putenschnitzel werden in einer cremigen Soße aus frischem Basilikum, sautierten Pilzen, Zwiebeln und Knoblauch serviert. Die Soße verleiht dem zarten Putenfleisch einen intensiven Geschmack, der von den kräftigen Aromen des Basilikums und der erdigen Note der Pilze abgerundet wird. Nährwerttechnisch bietet dieses Gericht mageres Protein aus dem Putenfleisch und eine Fülle von Vitaminen und Mineralstoffen aus den Pilzen und dem Basilikum. Es ist eine köstliche Wahl für ein gehobenes Abendessen oder einen besonderen Anlass.

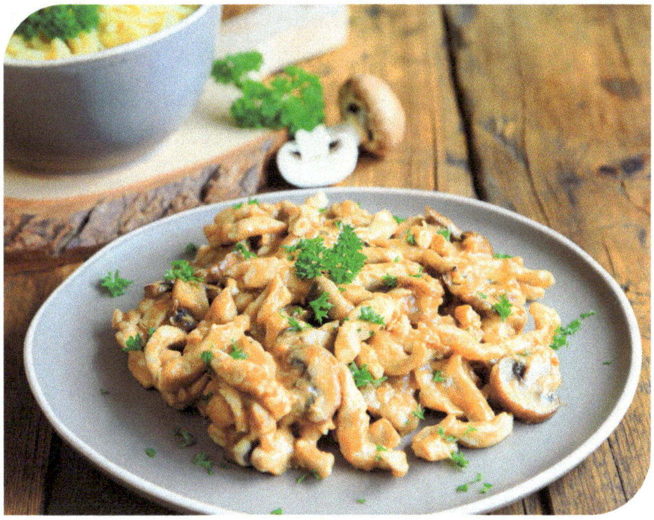

Zutaten:

- 450 g gehacktes, hautloses Putenbrustfleisch
- ¼ Tasse frisch gehacktes Basilikum und zusätzlich 1 Esslöffel, getrennt
- ¼ Teelöffel Salz und zusätzlich ¼ Teelöffel, getrennt
- ¼ Teelöffel Knoblauchpulver
- 1 Esslöffel Olivenöl und zusätzlich 1½ Teelöffel, getrennt
- 225 g Champignons, in Scheiben geschnitten
- 1 große Zwiebel, gehackt
- ⅛ Teelöffel Cayennepfeffer
- 2 Teelöffel Dijon-Senf (mit möglichst geringem Natriumgehalt)

Anweisungen:

1. Das Putenfleisch in eine mittelgroße Schüssel bröseln. ¼ Tasse Basilikum, ¼ Teelöffel Salz und das Knoblauchpulver hinzufügen. Mit den Händen oder einem Löffel gut vermischen und zu vier Schnitzeln formen.
2. In einer großen beschichteten Pfanne 1 Esslöffel Öl bei mittlerer bis hoher Hitze erhitzen und den Boden schwenken. Die Schnitzel 5 Minuten braten. Schnitzel wenden und weitere 4 Minuten braten, oder bis die Innentemperatur 74°C erreicht. Auf einen Teller legen und warm halten.
3. In der gleichen Pfanne das verbleibende 1½ Teelöffel Öl erhitzen und den Boden schwenken. Die Champignons, Zwiebeln und Cayennepfeffer 4 Minuten anbraten oder bis die Zwiebel weich ist, dabei häufig umrühren. Vom Herd nehmen und das restliche Basilikum und ¼ Teelöffel Salz unterrühren.
4. Kurz vor dem Servieren die Schnitzel mit Senf bestreichen und mit der Pilzmischung belegen.

Kalorien: 208 | Kohlenhydrate: 7g | Eiweiß: 30g | Ballaststoffe: 2g | Cholesterin: 1mg | Fett: 6.5g

GEWÜRZTE SCHASCHLIK-SPIEßE MIT MEERRETTICH-SAHNE

Portionen: 4 - ZUBEREITUNG: 25 MINUTEN

Gewürzte Schaschlik-Spieße mit Meerrettich-Sahne sind ein echter Gaumenschmaus, der deine Geschmacksknospen in Ekstase versetzen wird. Zarte Fleischstücke, oft Rind oder Huhn, werden in einer würzigen Marinade aus Paprika, Knoblauch, Zwiebeln und verschiedenen Gewürzen eingelegt, bevor sie auf Spieße gesteckt und gegrillt werden. Die resultierenden Schaschlik-Spieße sind herzhaft und voller Geschmack.

Zutaten:

Meerrettich-Sahne:

- ⅓ Tasse fettfreie saure Sahne
- 2 Esslöffel leichte Mayonnaise
- 1 Esslöffel abgetropfter weißer Meerrettich aus dem Glas
- ½ Teelöffel Knoblauchpulver
- Chilipulver nach Geschmack

Hauptzutaten:

- 450 g mageres Rumpsteak ohne sichtbares Fett, in 16 Würfel geschnitten
- 2 Teelöffel getrockneter Oregano, zerbröckelt
- 1 Teelöffel gemahlener Kreuzkümmel
- 2 Teelöffel Chilipulver
- ¾ Teelöffel Knoblauchpulver
- Kochspray
- ½ große rote Zwiebel, in 16 Quadrate geschnitten
- 1 große gelbe Paprika, in 16 -Quadrate geschnitten
- 16 Kirschtomaten oder Traubentomaten

Anweisungen:

1. In einer kleinen Servierschüssel die Zutaten für die Meerrettich-Sahne, außer dem Chilipulver, miteinander verquirlen. Mit Chilipulver bestreuen. Abdecken und bis zum Servieren kühlen.
2. Das Rindfleisch in eine flache Auflaufform geben. In einer kleinen Schüssel den Oregano, Kreuzkümmel, die verbleibenden 2 Teelöffel Chilipulver und ¾ Teelöffel Knoblauchpulver vermengen. Mischung gleichmäßig über das Rindfleisch streuen und mit den Fingerspitzen leicht andrücken. Abdecken und 15 Minuten kühlen.
3. Währenddessen vier 10- bis 12-Zoll-Holzspieße mindestens 10 Minuten in kaltem Wasser einweichen, um ein Verkohlen zu verhindern, oder Metallspieße verwenden.
4. Den Grill vorheizen. Den Grillrost und die Pfanne leicht mit Kochspray besprühen. Jeden Spieß mit 4 Rindfleischwürfeln, 4 Zwiebelstücken, 4 Paprikastücken und 4 Tomaten bestücken und dabei die Zutaten abwechseln. Spieße auf den Grillrost legen und etwa 10cm von der Hitzequelle entfernt 4 Minuten grillen. Die Spieße wenden und weitere 3 Minuten grillen oder bis zum gewünschten Gargrad. Mit der Meerrettich-Sahne servieren.

Kalorien: 206 | Kohlenhydrate: 13g | Eiweiß: 24g | Ballaststoffe: 2g | Cholesterin: 1.5mg | Fett: 6.5g

BALSAMICO-SCHMORBRATEN MIT PILZEN

Portionen: 4 - ZUBEREITUNG: 60 MINUTEN

Balsamico-Schmorbraten mit Pilzen ist ein kulinarisches Meisterwerk, das die Wärme eines Schmorbratens mit der aromatischen Tiefe von Balsamico und Pilzen verbindet. Saftiges Rindfleisch, oft aus der Schulter oder Keule, wird in einer reichhaltigen Soße aus Balsamico-Essig, Rinderbrühe, Pilzen, Zwiebeln und Knoblauch geschmort. Die Soße entwickelt einen intensiven Geschmack, der süß, sauer und herzhaft zugleich ist.

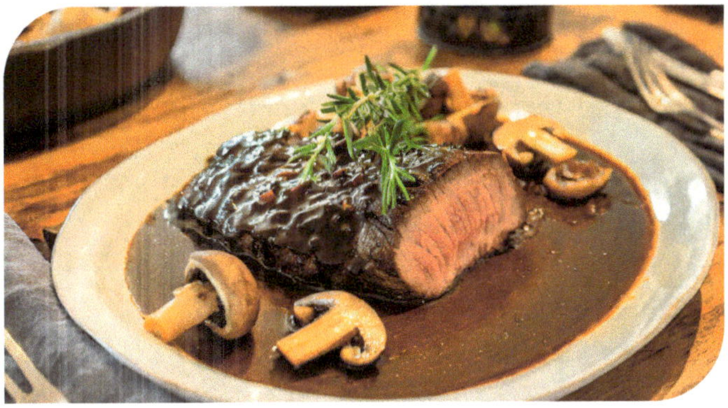

Zutaten:

- 450 g mageres Rumpsteak oder Hüftsteak ohne sichtbares Fett
- 450 g gemischte Pilze, z.B. Enoki, Austernpilze, Portobello, Shiitake (Stiele entfernt), Judasohr und Champignons, größere Pilze in 0,5 cm dicke Scheiben geschnitten
- 240 ml fettfreie, natriumarme Rinderbrühe
- 2 Esslöffel Balsamico-Essig
- 1 Esslöffel frisch gehackter Rosmarin oder 1 Teelöffel getrockneter Rosmarin, zerstoßen
- 1 Teelöffel Zwiebelpulver
- 1 Teelöffel Knoblauchpulver
- 1 mittelgroßes getrocknetes Lorbeerblatt
- 2 Esslöffel Weizenmehl
- 60 ml Wasser

Anweisungen:

1. In einer großen beschichteten Pfanne das Rindfleisch bei mittlerer bis hoher Hitze 2 Minuten von jeder Seite anbraten.
2. Die Pilze hinzufügen und 2 bis 3 Minuten anbraten oder bis die Pilze leicht weich sind. Gelegentlich umrühren.
3. Brühe, Essig, Rosmarin, Zwiebelpulver, Knoblauchpulver und Lorbeerblatt hinzufügen und umrühren. Zum Köcheln bringen und gelegentlich umrühren.
4. Die Hitze reduzieren und zugedeckt 45 bis 50 Minuten köcheln lassen, oder bis das Rindfleisch zart ist.
5. Mehl in eine kleine Schüssel geben. Wasser hinzufügen und glatt rühren. In die Rindfleischmischung geben. Die Hitze auf mittelhoch erhöhen und 2 bis 3 Minuten kochen lassen, bis die Soße eingedickt ist. Dabei gelegentlich umrühren. Lorbeerblatt entfernen.

Kalorien: 198 | Kohlenhydrate: 10g | Eiweiß: 31g | Ballaststoffe: 2g | Cholesterin: 1.5mg | Fett: 4g

BULGUR-HACKFLEISCH-AUFLAUF

Portionen: 4 - ZUBEREITUNG: 30 MINUTEN

Der Bulgur-Hackfleisch-Auflauf ist ein herzhaftes und sättigendes Gericht, das sowohl köstlich als auch nahrhaft ist. Dieser Auflauf vereint saftig gebratenes Rinderhackfleisch mit Bulgur, einer nahrhaften Getreidesorte, die eine ideale Basis bildet. Dazu kommen frische Tomaten, Zwiebeln, Knoblauch und eine Mischung aus Gewürzen, die dem Gericht eine aromatische Note verleihen. Nährwerttechnisch ist der Bulgur-Hackfleisch-Auflauf eine ausgezeichnete Quelle für Proteine, Ballaststoffe und Vitamine aus den Gemüsebestandteilen.

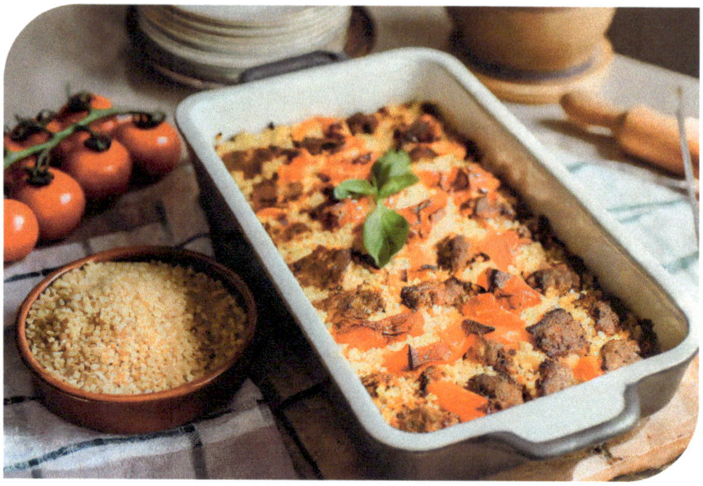

Zutaten:

- Kochspray
- 450 g mageres Rinderhackfleisch
- 2 mittelgroße Zwiebeln, gehackt
- 4 mittelgroße Tomaten, gehackt
- 240 ml ungekochter Instant-Bulgur oder feinkörniger Bulgur
- 120 ml fein gehackter frischer Koriander oder Petersilie
- 120 ml natriumarmer Gemüsesaft
- 2 Esslöffel frischer Zitronensaft
- 1 Esslöffel frischer Dill oder 1 gehäufter Teelöffel getrockneter Dill, zerbröselt
- ¼ Teelöffel Salz
- ¼ Teelöffel + ⅛ Teelöffel Knoblauchpulver
- ¼ Teelöffel Pfeffer

Anweisungen:

1. Ofen auf 175°C vorheizen. Einen Schmortopf leicht mit Kochspray besprühen.
2. Das Hackfleisch bei mittlerer bis hoher Hitze 4 bis 5 Minuten anbraten, oder bis das Fleisch außen gebräunt und innen nicht mehr rosa ist. Gelegentlich umrühren, um das Fleisch zu wenden und zu zerkleinern.
3. Zwiebeln zum Fleisch geben und 3 bis 4 Minuten kochen lassen, oder bis die Zwiebeln weich sind, gelegentlich umrühren. Vom Herd nehmen.
4. Die restlichen Zutaten unterrühren und die Fleischmischung in eine quadratische 23 cm oder 28 x 18 x 5 cm Backform geben.
5. 15 bis 20 Minuten backen, oder bis alles durcherhitzt ist.

Kalorien: 322 | Kohlenhydrate: 40g | Eiweiß: 31g | Ballaststoffe: 10g | Cholesterin: 2.5mg | Fett: 6.5g

GEBACKENE FLUNDER-PÄCKCHEN MIT SOMMERKÜRBIS

Portionen: 4 - ZUBEREITUNG: 15 MINUTEN

Gebackene Flunder-Päckchen mit Sommerkürbis sind eine leichte und delikate Köstlichkeit, die den Geschmack des Sommers einfängt. Zarte Flunderfilets werden zusammen mit frischem Sommerkürbis, Zitronenscheiben und frischen Kräutern in Päckchen gewickelt und im Ofen gebacken. Dieser einfache Zubereitungsschritt erhält die zarten Aromen und die Saftigkeit der Flunder intakt. Nährwerttechnisch bieten diese gebackenen Flunder-Päckchen eine leichte Proteinquelle aus dem Fisch und wertvolle Vitamine aus dem Kürbis. Sie sind perfekt für ein leichtes Mittag- oder Abendessen an warmen Sommertagen.

Zutaten:

- 4 (ca. 115g) Flunderfilets oder anderer weißfleischiger Fisch
- Frisch gemahlener schwarzer Pfeffer
- Salz
- 2 Zucchini, dünn geschnitten
- 1 gelber Kürbis, dünn geschnitten
- 1 mittelgroße rote Zwiebel, geschnitten
- 2 Esslöffel Olivenöl
- 8 Thymianzweige
- Zitronenschnitze, zum Servieren (optional)

Anweisungen:

1. Den Ofen auf 230°C vorheizen.
2. Den Fisch mit Pfeffer und einer Prise Salz würzen.
3. Legen Sie 4 große Alufolienblätter auf eine Arbeitsfläche. Legen Sie ein Filet auf jedes Stück Folie.
4. Legen Sie etwas Zucchini, Kürbis und rote Zwiebel um jedes Filet und träufeln Sie über jedes Filet und das Gemüse 1½ Teelöffel Olivenöl. Legen Sie zwei Thymianzweige auf jedes Filet.
5. Wickeln Sie die Folie um den Fisch und das Gemüse, lassen Sie etwas Luft im Inneren jedes Päckchens und verschließen Sie sie gut. Legen Sie die Päckchen auf ein Backblech und backen Sie sie 15 Minuten lang. Öffnen Sie vorsichtig ein Päckchen, achten Sie darauf, dass der heiße Dampf entweicht, und stellen Sie sicher, dass der Fisch durchgegart ist und sich leicht mit einer Gabel zerteilen lässt. Wenn nicht, verschließen Sie das Päckchen wieder und lassen es weiter backen, bis es durchgegart ist.
6. Sofort servieren, die Päckchen am Tisch öffnen und mit Zitronenschnitzen servieren (falls verwendet).

Kalorien: 182 | Kohlenhydrate: 7g | Eiweiß: 22g | Ballaststoffe: 3g | Cholesterin: 48mg | Fett: 8g

FORELLE MIT KRÄUTERN UND ZITRONE

Portionen: 4 - ZUBEREITUNG: 25 MINUTEN

Nährwerttechnisch sind Forellen reich an Omega-3-Fettsäuren und Proteinen, während die Zitrone und die Kräuter dem Gericht einen gesunden und erfrischenden Kick verleihen.

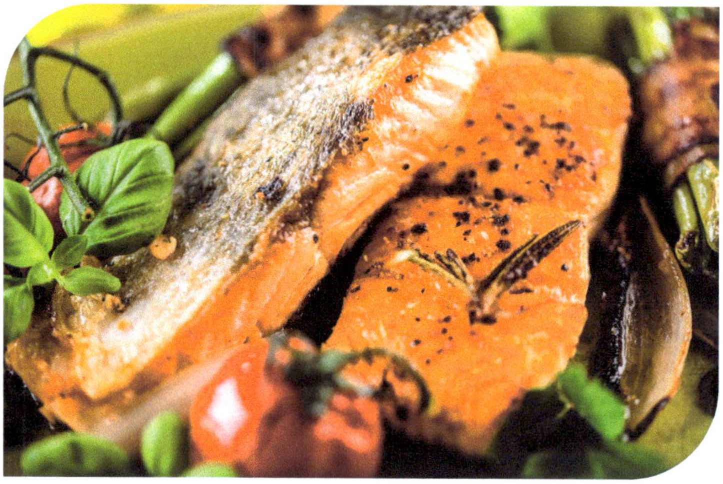

Zutaten:

- Saft von 2 Zitronen
- 1 kleiner Bund frischer Dill, fein geschnitten
- 2 Esslöffel plus 2 Teelöffel Olivenöl, geteilt
- 6 (ca. 85g) Forellenfilets
- Salz
- Frisch gemahlener schwarzer Pfeffer
- 2 Zitronen, in Scheiben geschnitten
- Servieren (optional)

Anweisungen:

1. Den Ofen auf 200°C vorheizen.
2. In einer kleinen Schüssel den Zitronensaft, den Dill und 2 Esslöffel Olivenöl verrühren.
3. Mit den verbleibenden zwei Teelöffeln Olivenöl eine flache Glas-Auflaufform leicht einfetten und die Forelle mit der Hautseite nach unten in die Form legen.
4. Gießen Sie die Zitronen-Dill-Mischung über den Fisch, sodass er gut bedeckt ist. Mit Salz und Pfeffer würzen und mit den Zitronenscheiben belegen. Den Fisch etwa 12 Minuten lang rösten, bis das Fleisch eine weiche Korallenfarbe annimmt und sich leicht mit einer Gabel zerteilen lässt. Mit Ihren Lieblingsbeilagen servieren.

Kalorien: 183 | Kohlenhydrate: 7g | Eiweiß: 16g | Ballaststoffe: 2g | Cholesterin: 45mg | Fett: 12g

BACKBLECH KNOBLAUCH-LACHS UND SPARGEL

Portionen: 4 - ZUBEREITUNG: 25 MINUTEN

Dieses einfache und gesunde Rezept kombiniert zarten Lachs und frischen Spargel, die beide reich an Nährstoffen und perfekt für eine ausgewogene Mahlzeit sind. Mit einer leichten Zitronen-Knoblauch-Marinade und frischem Dill verfeinert, ist dieses Gericht nicht nur köstlich, sondern auch gut für das Herz und den Cholesterinspiegel. Perfekt für ein schnelles und nahrhaftes Mittag- oder Abendessen.

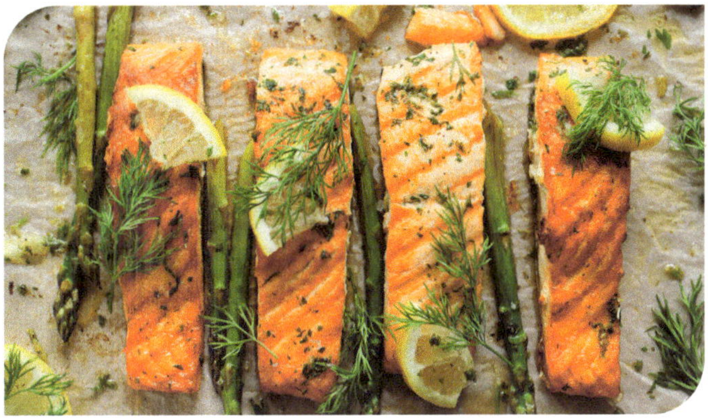

Zutaten:

- Antihaft-Kochspray
- 4 (115- bis 170-Gramm) Lachsfilets, ohne Knochen und Haut
- 450g Spargel, holzige Enden entfernt
- 2 Esslöffel Olivenöl
- 2 Esslöffel frisch gepresster Zitronensaft
- 2 Knoblauchzehen, gehackt
- Etwas Dill
- 1 Zitrone, in Scheiben geschnitten
- Salz
- Frisch gemahlener schwarzer Pfeffer

Anweisungen:

1. Den Ofen auf 175°C vorheizen.
2. Ein Backblech mit Kochspray einsprühen.
3. Lachs und Spargel auf das vorbereitete Blech legen und verteilen, sodass nichts überfüllt ist.
4. In einer kleinen Schüssel Olivenöl, Dill, Zitronensaft und Knoblauch gut verquirlen. Über Lachs und Spargel träufeln. Zitronenscheiben darauf legen. Mit Salz und Pfeffer würzen. 15 bis 20 Minuten backen, bis der Lachs undurchsichtig und der Spargel weich ist.
5. Sofort servieren, entweder allein oder zusammen mit gebackenen Kartoffeln, braunem Reis oder einem grünen Salat.

Kalorien: 224 | Kohlenhydrate: 9g | Eiweiß: 22g | Ballaststoffe: 4g | Cholesterin: 45mg | Fett: 10g

WALNUSSKRUSTEN-HEILBUTT

Portionen: 4 - ZUBEREITUNG: 10 MINUTEN

Walnusskrusten-Heilbutt ist eine exquisite Speise, die die zarte Heilbutttextur mit dem reichen Geschmack von gerösteten Walnüssen kombiniert. Der Heilbutt wird zuerst mit einer Mischung aus gemahlenen Walnüssen, Paniermehl, frischen Kräutern und Gewürzen paniert. Anschließend wird er schonend gebraten oder im Ofen gebacken, bis die Kruste knusprig und der Fisch zart ist. Nährwerttechnisch liefert dieses Gericht wertvolle Proteine und gesunde Fette aus den Walnüssen. Der Heilbutt selbst ist reich an Omega-3-Fettsäuren und Vitaminen.

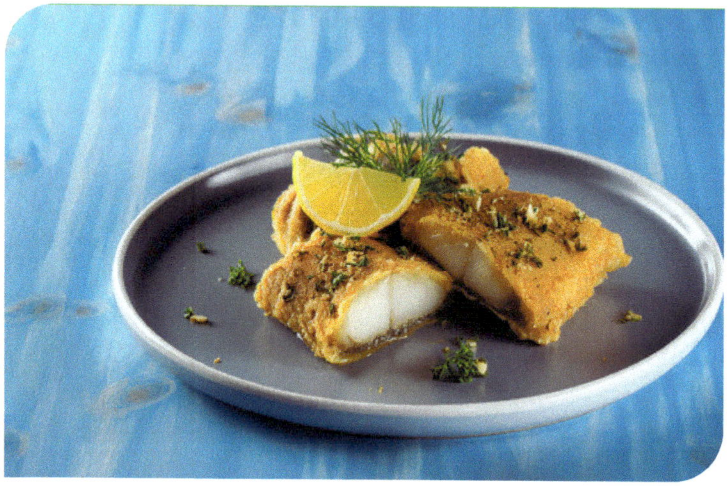

Zutaten:

- Antihaft-Kochspray
- 1½ Tassen fein gehackte Walnüsse
- 1 Esslöffel Zitronenschale
- 1 Teelöffel getrockneter Dill
- Salz
- Frisch gemahlener schwarzer Pfeffer
- 4 (ca. 115g bis 170g) Heilbuttfilets, Haut entfernt
- 2 Esslöffel Olivenöl, geteilt
- Zitronenspalten zum Servieren

Anweisungen:

1. Den Ofen auf 230°C vorheizen.
2. Ein Backblech mit Kochspray einsprühen.
3. In einer kleinen Schüssel Walnüsse, Zitronenschale und Dill vermengen. Mit Salz und Pfeffer würzen.
4. Jedes Filet mit 1½ Teelöffeln Olivenöl bestreichen und mit Salz und Pfeffer bestreuen. Legen Sie den Fisch auf das vorbereitete Blech.
5. Die Walnussmischung gleichmäßig auf den Fisch streuen und andrücken.
6. Den Fisch etwa 8 Minuten rösten, bis er in der Mitte gerade noch durchsichtig ist. Wenn Sie eine knusprigere Oberseite wünschen, den Grill vorheizen und den Fisch etwa 1 Minute grillen. Dabei genau beobachten, um ein Anbrennen zu vermeiden.
7. Den Fisch auf Teller legen und mit den Zitronenspalten servieren.

Kalorien: 359 | Kohlenhydrate: 5g | Eiweiß: 28g | Ballaststoffe: 2g | Cholesterin: 40mg | Fett: 28g

LACHS-SPIEẞE MIT JOGHURT-SOẞE

Portionen: 4 - ZUBEREITUNG: 25 MINUTEN

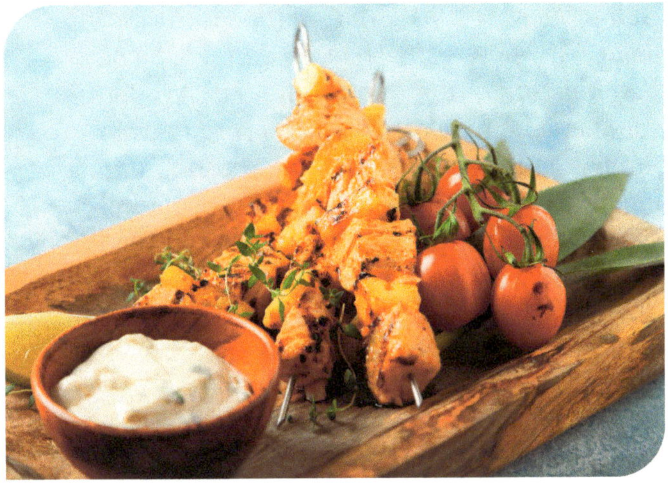

Zutaten:

Für die Lachs-Spieße:
- 2 Esslöffel Reisessig
- 2 Esslöffel Olivenöl, plus extra für den Grill
- 2 Knoblauchzehen, gehackt
- ½ Teelöffel getrockneter Dill
- 700g Lachsfilet, in 2,5 cm Würfel geschnitten
- 1 große Zitrone, in dünne Scheiben geschnitten
- 1 große Limette, in dünne Scheiben geschnitten

Für die Joghurt-Soße:
- 3 Knoblauchzehen, gehackt
- ⅛ Teelöffel Salz
- 1 Esslöffel Olivenöl
- 240 ml fettfreier Naturjoghurt
- Gehackte frische Petersilie zum Garnieren

Für den Salat:
- 8 Tassen gehackter Romana-Salat
- 1 Dose Sardellen, abgetropft
- 1 Avocado, geschält und gewürfelt
- 240 ml Croûtons
- 2 Zitronen, halbiert

Anweisungen:

Zubereitung der Lachs-Spieße:
1. Grill auf mittlere Hitze, etwa 190°C, vorheizen.
2. In einer mittelgroßen Schüssel Reisessig, Olivenöl, Knoblauch und Dill verrühren. Beiseite stellen.
3. 8 (25 cm) Holzspieße 30 Minuten in Wasser einweichen. Ein Stück Lachs und eine halbierte Zitronen- oder Limettenscheibe aufspießen. Wiederholen, bis alle Spieße gefüllt sind. Lachs von allen Seiten mit der Marinade bestreichen.
4. Grillrost mit Olivenöl bestreichen. Spieße auf den Grill legen und etwa 4 Minuten von jeder Seite grillen, bis der Lachs durchgegart ist.

Zubereitung der Joghurt-Soße:

5. Knoblauch in eine kleine Schüssel geben und mit Salz und 1½ Teelöffel Olivenöl bestreuen. Gut mischen.
6. Joghurt unterrühren und mit dem restlichen 1½ Teelöffel Olivenöl beträufeln.
7. Mit Petersilie garnieren und bis zur Verwendung kaltstellen.

Zubereitung des Salats:

8. Romana-Salat auf 4 Teller verteilen.
9. Lachs-Spieße vom Grill nehmen und auf den Salat legen.
10. Mit Sardellen, Avocado und Croûtons belegen und mit der Joghurt-Soße toppen. Mit einer Zitronenhälfte servieren.

Kalorien: 643 | Kohlenhydrate: 30g | Eiweiß: 53g | Ballaststoffe: 11g | Cholesterin: 120mg | Fett: 39g

GEBRATENER LACHS MIT ERDBEER-RUCOLA-SALAT

Portionen: 4 - ZUBEREITUNG: 15 MINUTEN

Gebratener Lachs mit Erdbeer-Rucola-Salat ist eine erfrischende und köstliche Kombination aus saftigem Fisch und sommerlichem Salat. Der Lachs wird in einer Pfanne gebraten, bis er außen knusprig und innen zart und saftig ist. Dabei kann er mit Gewürzen oder einer Zitronenbutter-Soße verfeinert werden. Der Erdbeer-Rucola-Salat wird aus frischem Rucola, süßen Erdbeeren, gehobeltem Parmesan und einem Balsamico-Dressing zubereitet. Die Kombination aus süß und herzhaft ergibt einen erfrischenden Salat.

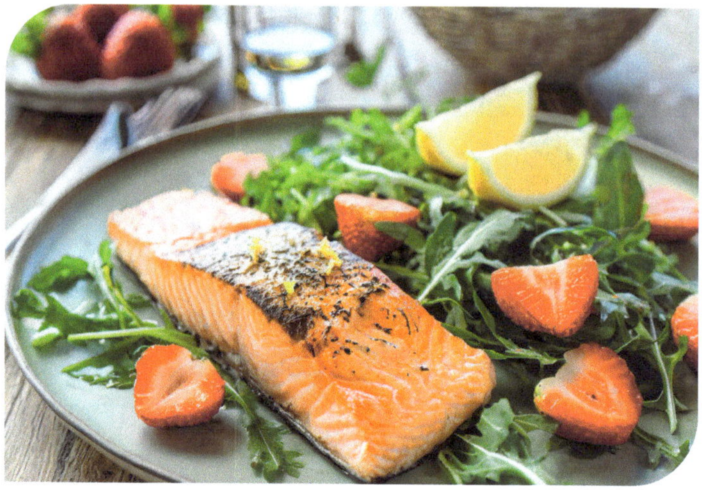

Zutaten:

- 4 (115- bis 170-Gramm) Lachsfilets ohne Haut und Knochen
- 4 Teelöffel plus 3 Esslöffel Olivenöl, geteilt
- Salz
- Frisch gemahlener schwarzer Pfeffer
- 2 Zitronen, in Scheiben geschnitten
- 2 Esslöffel Balsamico-Essig
- 1 Esslöffel Dijon-Senf
- 2 Knoblauchzehen, fein gehackt
- 2 Tassen frische Erdbeerscheiben
- 8 Tassen Rucola oder frischer Babyspinat

Anweisungen:

1. Ofen auf 230°C vorheizen.
2. Ein Backblech mit Backpapier auslegen und die Lachsfilets darauflegen.
3. Jedes Filet mit einem Teelöffel Olivenöl beträufeln und mit Salz und Pfeffer würzen. 2 bis 3 Zitronenscheiben auf jedes Filet legen und 10 bis 12 Minuten backen, je nach Dicke der Filets, oder bis der Lachs undurchsichtig ist.
4. In der Zwischenzeit in einer kleinen Schüssel den Essig, Dijon-Senf, die restlichen 3 Esslöffel Olivenöl, den Knoblauch, eine Prise Salz und Pfeffer verquirlen. Bis zum Servieren kaltstellen.
5. In einer großen Schüssel die Erdbeeren und Rucola mischen. Das Grün auf 4 Teller verteilen, mit dem Dressing beträufeln, mit einem Lachsfilet belegen und servieren.

Kalorien: 310 | Kohlenhydrate: 14g | Eiweiß: 21g | Ballaststoffe: 5g | Cholesterin: 45mg | Fett: 18g

KNUSPRIGER LACHS

Portionen: 4 - ZUBEREITUNG: 30 MINUTEN

Knuspriger Lachs ist eine beliebte Wahl für Fischliebhaber und eignet sich perfekt für festliche Anlässe oder als schnelles Abendessen unter der Woche. Die Kombination aus zartem Fisch und knuspriger Kruste macht dieses Gericht zu einem wahren Genuss für den Gaumen. Genieße die köstliche Kombination von Zartheit und Knusprigkeit bei knusprigem Lachs!

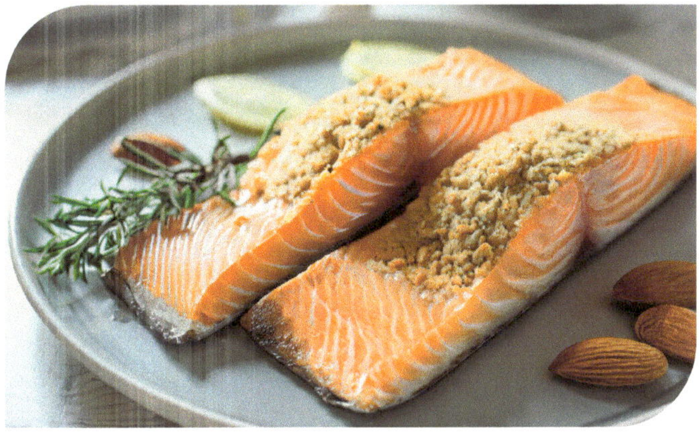

Zutaten:

- 80 ml fettarme Buttermilch
- 4 Lachsfilets (ca. 115 g jedes), gewaschen

Für die Panade:

- 120 ml ungekochte Schnellkoch-Haferflocken
- 60 ml gehobelte Mandeln
- 1 TL getrockneter Oregano, zerbröckelt
- ½ TL Knoblauchpulver
- ½ TL Paprika
- ¼ TL Salz
- ¼ TL Pfeffer
- Kochspray

Anweisungen:

1. Die Buttermilch in eine große flache Schüssel gießen. Den Fisch hinzufügen und wenden, um ihn zu überziehen. Abdecken und 10 Minuten bis 1 Stunde im Kühlschrank marinieren, gelegentlich wenden.
2. In der Zwischenzeit in einer mittleren flachen Schüssel die Zutaten für die Panade vermengen. Beiseitestellen.
3. Den Ofen auf 200°C vorheizen. Ein Backblech leicht mit Kochspray besprühen.
4. Die große flache Schüssel, die mittlere flache Schüssel und das Backblech in einer Reihe aufstellen, im Stil einer Fertigungsstraße.
5. Den Fisch abgießen und die Buttermilch verwerfen. Den Fisch in der Haferflockenmischung wenden, um ihn zu überziehen, und überschüssige Panade sanft abschütteln. Auf das Backblech legen.
6. 10 bis 12 Minuten backen oder bis der Fisch die gewünschte Garstufe erreicht hat.

Kalorien: 228 | Kohlenhydrate: 10g | Eiweiß: 27g | Ballaststoffe: 2g | Cholesterin: 0mg | Fett: 8.5g

ÜBERBACKENER LACHS MIT OLIVEN-PESTO

Portionen: 4 - ZUBEREITUNG: 25 MINUTEN

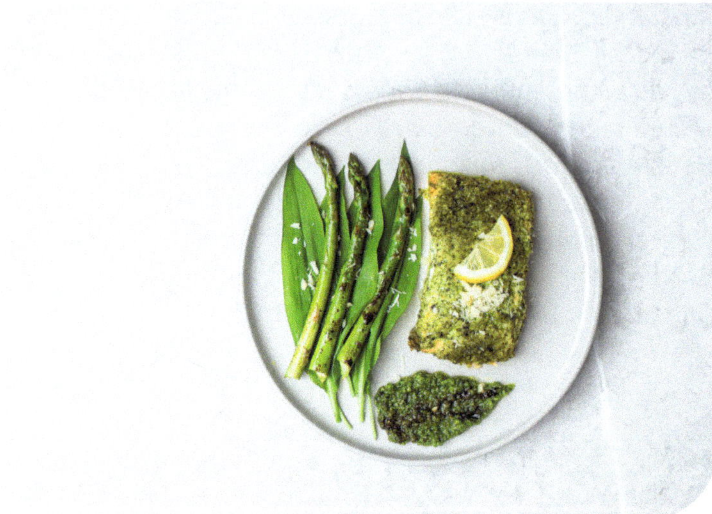

Zutaten:

- Kochspray
- 240 ml locker gepacktes frisches Basilikum
- 2 EL Pinienkerne
- 2 EL geschnittene schwarze Oliven
- 1 TL geriebene Orangenschale
- 2 EL frischer Orangensaft
- 1 EL leichte Mayonnaise
- 2 TL Olivenöl
- 2 mittelgroße Knoblauchzehen, gehackt
- 4 Lachsfilets (ca. 115 g jedes), gewaschen und trocken getupft

Anweisungen:

1. Den Grill vorheizen und die Grillpfanne leicht mit Kochspray einsprühen.
2. Im Mixer oder mit einem Pürierstab die restlichen Zutaten bis auf den Fisch 15 bis 20 Sekunden lang zerkleinern, bis sie leicht stückig sind.
3. Den Fisch auf die Grillpfanne legen. Mit einem Backpinsel oder Löffel die Basilikum-Mischung auf beide Seiten des Fisches auftragen.
4. Den Fisch etwa 10 cm von der Hitzequelle entfernt 5 bis 6 Minuten grillen.
5. Den Fisch wenden und weitere 4 bis 5 Minuten grillen oder bis er die gewünschte Garstufe erreicht hat.

Kalorien: 205 | Kohlenhydrate: 3g | Eiweiß: 25g | Ballaststoffe: 1g | Cholesterin: 53mg | Fett: 10.5g

EINFACHES KRÄUTER-GEBACKENES HÜHNERBRUSTFILET

Portionen: 2 - ZUBEREITUNG: 15 MINUTEN

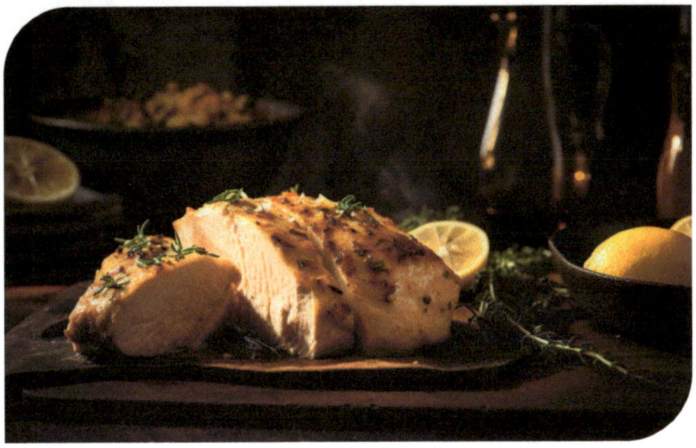

Zutaten:

- 2 Hühnerbrustfilets (je 115g), ohne Haut und Knochen
- Frisch gemahlener schwarzer Pfeffer
- Salz
- 2 Schalotten, gehackt
- 4 Knoblauchzehen, gehackt
- 1 Tasse Kirschtomaten, halbiert
- 2 Esslöffel Olivenöl
- ¼ Tasse frische Basilikumblätter, zerkleinert oder 2 Zweige Thymian

Anweisungen:

1. Heizen Sie den Ofen oder einen Toasterofen auf 200°C vor.
2. Würzen Sie die Hühnerbrustfilets auf beiden Seiten mit Pfeffer und einer Prise Salz. Legen Sie das Huhn in eine Auflaufform.
3. In einer mittelgroßen Schüssel Schalotten, Knoblauch und Tomaten vermengen. Mit Olivenöl beträufeln und mit Pfeffer würzen. Bedecken Sie das Hühnchen mit der Gemüsemischung. 10 bis 15 Minuten backen, bis ein Sofort-Lesethermometer 74°C anzeigt.
4. Das Basilikum über das Hühnchen streuen und sofort servieren.

Kalorien: 384 | Kohlenhydrate: 50g | Eiweiß: 19g | Ballaststoffe: 7g | Cholesterin: 0mg | Fett: 13g

PFANNEN-LACHS MIT BROKKOLI UND REIS

Portionen: 4 - ZUBEREITUNG: 20 MINUTEN

Pfannen-Lachs mit Brokkoli und Reis ist eine schnelle und gesunde Mahlzeit, die den Geschmack von saftigem Lachs mit frischem Gemüse und Reis kombiniert. Zarte Lachsfilets werden in einer Pfanne gebraten und dann mit knackigem Brokkoli und aromatischem Reis serviert. Dieses Gericht ist reich an Proteinen, Ballaststoffen und Vitaminen, was es zu einer ausgezeichneten Wahl für ein ausgewogenes Abendessen macht.

Zutaten:

- 1 TL Olivenöl
- 2 mittelgroße Knoblauchzehen, gehackt
- 340 g Brokkoliröschen
- 360 ml fettfreie, natriumarme Hühnerbrühe
- 1 TL geriebene Zitronenschale
- ¼ TL Pfeffer
- 240 ml ungekochter schnell kochender brauner Reis
- 2 à 140 g ohne Knochen und Haut, rosa Lachs, zerpflückt
- 240 ml halbierte Kirschtomaten
- 60 ml grob gehacktes frisches Basilikum

Anweisungen:

1. In einer großen tiefen Pfanne das Öl bei mittlerer Hitze erhitzen und den Boden schwenken, um ihn zu beschichten.
2. Den Knoblauch 10 bis 15 Sekunden lang kochen. Achten Sie darauf, dass er nicht verbrennt.
3. Den Brokkoli einrühren. Erhöhen Sie die Hitze auf mittlere bis hohe Temperatur und kochen Sie ihn 2 bis 3 Minuten lang oder bis er zart-knackig ist, dabei gelegentlich umrühren.
4. Brühe, Zitronenschale und Pfeffer einrühren und unter gelegentlichem Rühren zum Köcheln bringen.
5. Den Reis einrühren, die Hitze reduzieren und 5 Minuten lang zugedeckt köcheln lassen.
6. Vom Herd nehmen und 5 Minuten zugedeckt stehen lassen oder bis der Reis zart ist und die gesamte Flüssigkeit aufgenommen wurde.
7. Den Lachs, die Tomaten und das Basilikum einrühren.

Kalorien: 219 | Kohlenhydrate: 26g | Eiweiß: 19g | Ballaststoffe: 4g | Cholesterin: 25mg | Fett: 5g

Dessert

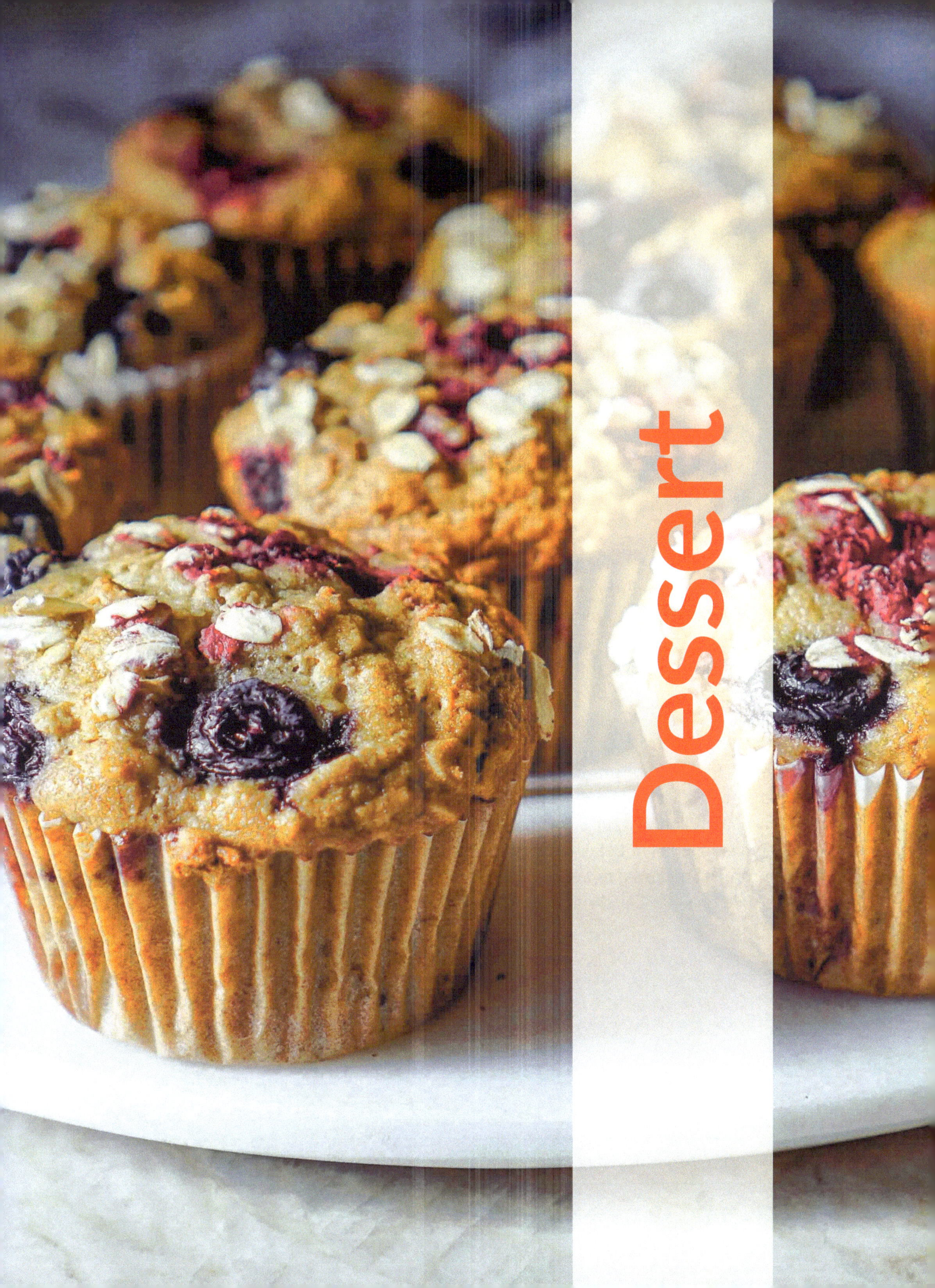

DIY ERDBEER-EIS

Portionen: 4 - ZUBEREITUNG: 10 MINUTEN

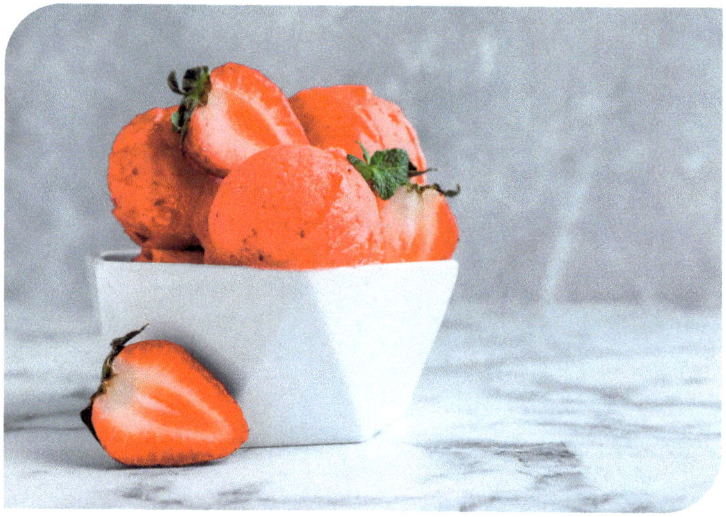

Zutaten:

- 225 Gramm gefrorene Erdbeeren
- 225 ml Kokosmilch (nicht Kokoscreme)
- 1 Teelöffel frisch gepresster Zitronensaft
- ⅛ Teelöffel flüssiges Stevia (Alternative Zucker)

Anweisungen:

1. In einem Hochleistungsmixer oder einer Küchenmaschine, die Erdbeeren, Kokosmilch, Zitronensaft und Stevia vermengen. Nur so lange verarbeiten, bis es glatt ist. In einen Behälter mit Deckel umfüllen und für 30 Minuten einfrieren.
2. Mit einem stabilen Schneebesen oder einer Gabel die Mischung durchrühren, um Eis-Kristalle oder gefrorene Stücke aufzubrechen. Geben Sie es für weitere 30 Minuten in den Gefrierschrank.
3. Wiederholen Sie das Durchrühren und Gefrieren, bis es fest wird (insgesamt 2 bis 3 Stunden). Guten Appetit.

Kalorien: 126 | Kohlenhydrate: 7g | Eiweiß: 1g | Ballaststoffe: 1g | Cholesterin: 0mg | Fett: 11g

PFEFFERMINZ-MOKKA

Portionen: 4 - ZUBEREITUNG: 5 MINUTEN

Pfefferminz-Mokka ist ein köstliches Getränk, das die kräftigen Aromen von Mokka-Kaffee mit der erfrischenden Note von Pfefferminz vereint. Um dieses leckere Getränk zuzubereiten, kannst du frisch gebrühten Mokka-Kaffee mit einer Prise Pfefferminzextrakt und einer kleinen Menge Zucker oder Sirup nach Geschmack mischen.

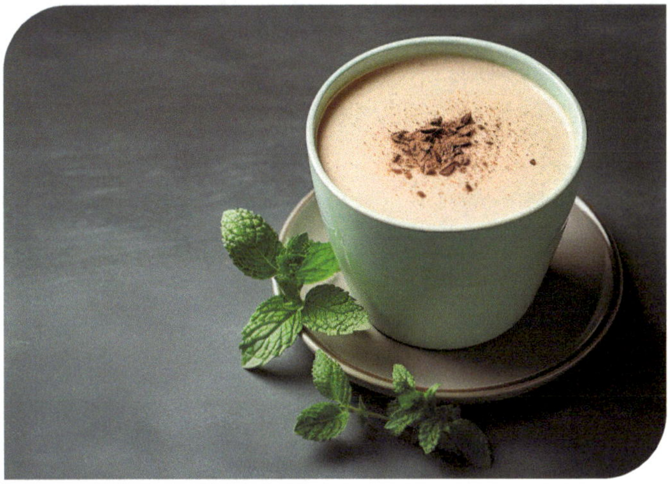

Zutaten:

- 500 ml stark gebrühter Kaffee
- 120 ml 1% Milch, geteilt
- 2½ Esslöffel Zucker
- 1 Esslöffel ungesüßtes Kakaopulver
- 28 Gramm 60% Bitterschokolade, fein gehackt
- 1 oder 2 Tropfen lebensmitteltaugliches Pfefferminzöl

Anweisungen:

1. In einem kleinen Topf bei niedriger Hitze den Kaffee und 60 ml Milch kombinieren.
2. Zucker, Kakaopulver und Schokolade einrühren. 4 Minuten kochen oder bis die Schokolade geschmolzen ist, dabei häufig umrühren (nicht köcheln lassen).
3. Pfefferminzöl einrühren. Die heiße Kaffeemischung auf vier Tassen verteilen.
4. Die restlichen 60 ml Milch in einen mikrowellengeeigneten 250 ml Behälter mit Deckel geben.
5. Abdecken und kräftig 1 Minute schütteln, oder bis die Milch schaumig und im Volumen verdoppelt ist. Den Deckel entfernen.
6. 30 Sekunden auf höchster Stufe in der Mikrowelle erhitzen.
7. Jede Kaffeetasse mit einem Klecks Milchschaum garnieren.
8. Die verbleibende heiße Milch gleichmäßig auf die Tassen verteilen.

Kalorien: 70 | Kohlenhydrate: 11g | Eiweiß: 2g | Ballaststoffe: 1g | Cholesterin: 2mg | Fett: 3g

KÜRBIS CAKE POPS

Portionen: 12 Cake Pops - ZUBEREITUNG: 25 MINUTEN

Zutaten:

- Speiseölspray
- 240 ml Kokosmehl, gesiebt
- 180 ml 100% Kürbis (nicht Kürbiskuchenfüllung)
- 60 ml granulierter Süßstoff nach Wahl
- 1 Teelöffel Kürbiskuchengewürz (optional)
- Halbsüße Schokoladenstückchen (optional)

Anweisungen:

1. Den Ofen auf 175°C vorheizen.
2. Ein großes Backblech mit Speiseölspray besprühen und beiseite stellen.
3. In einer großen Schüssel das Kokosmehl, Kürbis, Süßstoff und Kürbiskuchengewürz (falls verwendet) vermengen.
4. Fügen Sie die Schokoladenstückchen hinzu (falls verwendet) und mischen Sie, bis alles vollständig eingearbeitet ist.
5. Formen Sie mit Ihren Händen aus dem Teig zwölf kleine Bälle und legen Sie diese auf das vorbereitete Blech. Je nach gewünschter Textur backen Sie etwa 10 Minuten (für eine weichere Kuchenstruktur) bis 15 Minuten (für eine sehr dichte und krümelige Struktur).
6. Nehmen Sie sie aus dem Ofen und lassen Sie sie vor dem Verzehr vollständig abkühlen.

Kalorien: 61 | Kohlenhydrate: 12g | Eiweiß: 2g | Ballaststoffe: 5g | Cholesterin: 0mg | Fett: 1g

AVOCADO-EISCREME

Portionen: 2 - ZUBEREITUNG: 5 MINUTEN

Zutaten:

- 1 Banane, gefroren
- 1 Avocado, geschält, gewürfelt und gefroren
- 2 Esslöffel reiner Ahornsirup
- 2 Esslöffel ungesüßtes Kakaopulver oder Kakaopulver (optional)
- Minzextrakt, nach Belieben hinzufügen (optional)
- Kokosflocken, nach Belieben hinzufügen (optional)
- Nuss- oder Samenbutter, nach Belieben hinzufügen (optional)

Anweisungen:

1. In einer Küchenmaschine die Banane, Avocado, Ahornsirup und Kakaopulver (falls verwendet) kombinieren.
2. Alternative, mit einem Schneebesen alles per Hand vermengen.
3. Den Prozess, solange fortsetzen, bis die Zutaten zerkleinert sind und eine Eiscreme-Konsistenz erreicht ist. Während der Verarbeitung müssen Sie die Seiten abschaben.
4. Falls Sie zusätzliche Zutaten hinzufügen möchten, geben Sie diese jetzt hinzu und verarbeiten Sie die Mischung 2 bis 5 Minuten lang weiter, bis die gewünschte Konsistenz erreicht ist.
5. Servieren und genießen!

Kalorien: 61 | Kohlenhydrate: 12g | Eiweiß: 2g | Ballaststoffe: 5g | Cholesterin: 0mg | Fett: 1g

ZITRONEN-MOHN-KUCHEN

Portionen: 10 - ZUBEREITUNG: 30 MINUTEN

Zitronen-Mohn-Kuchen ist eine erfrischende Köstlichkeit mit einer einzigartigen Textur. Dieser saftige Kuchen wird mit frischem Zitronensaft und -schale für ein intensives Zitrusaroma zubereitet und mit Mohnsamen verfeinert, die eine leichte Crunchiness hinzufügen. Ein Hauch von Zuckerguss rundet diesen Kuchen perfekt ab, um einen harmonischen Geschmack zu erzielen. Ein Genuss für alle Zitronenliebhaber!

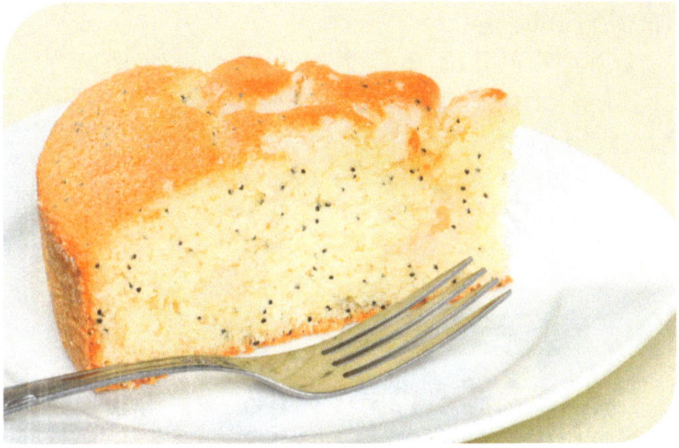

Zutaten:

- Backspray
- 480 ml Weizenmehl
- 80 ml Zucker
- 1 EL Mohnsamen
- 1½ TL Backpulver
- ¼ TL Natron
- ⅛ TL Salz
- 180 ml ungesüßtes Apfelmus
- 1 TL geriebene Zitronenschale
- 60 ml frischer Zitronensaft
- 45 ml Raps- oder Maisöl
- 15 ml heller Maissirup
- 1 TL Zitronenextrakt
- 4 große Eiweiße

Anweisungen:

1. Den Ofen auf 175°C vorheizen. Eine 23 cm runde Kuchenform leicht mit Backspray besprühen.
2. In einer mittelgroßen Schüssel Mehl, Zucker, Mohnsamen, Backpulver, Natron und Salz vermengen.
3. In einer separaten mittelgroßen Schüssel die restlichen Zutaten außer den Eiweißen verquirlen. Unter die Mehlmischung rühren, bis der Teig gerade feucht ist und kein Mehl mehr sichtbar ist.
4. In einer großen Edelstahl- oder Glasschüssel die Eiweiße mit einem elektrischen Mixer auf hoher Geschwindigkeit schlagen, bis sich steife Spitzen bilden (die Spitzen fallen nicht, wenn die Rührbesen angehoben werden). Den Teig vorsichtig unter die geschlagenen Eiweiße heben.
5. In die Kuchenform gießen und die Oberseite mit dem Schaber leicht glätten.
6. 30 Minuten backen oder bis ein in die Mitte eingeführter Holzzahnstocher sauber herauskommt.
7. 10 Minuten in der Form abkühlen lassen. Die Seiten des Kuchens mit einem dünnen Metallspatel lösen. Den Kuchen auf ein Kuchengitter stürzen. Warm, bei Zimmertemperatur oder gekühlt servieren.

Kalorien: 183 | Kohlenhydrate: 31g | Eiweiß: 4g | Ballaststoffe: 1g | Cholesterin: 0mg | Fett: 5g

FRISCHER PFIRSICH-INGWER-CRUMBLE

Portionen: 9 - ZUBEREITUNG: 45 MINUTEN

Zutaten:

Für die Füllung:
- 1,3kg Pfirsiche, geschält und geschnitten
- 2 Esslöffel Zucker
- 1½ Esslöffel Speisestärke
- 1½ Esslöffel fein gehackter kandierter Ingwer

Für die Streusel:
- 1 Tasse schnell kochende Haferflocken
- ⅓ Tasse fein gehackte Pekannüsse
- ¼ Tasse Vollkornmehl
- ¼ Tasse fest gepackter hellbrauner Zucker
- 1 Teelöffel gemahlener Zimt
- 1 Esslöffel fein gehackter kandierter Ingwer
- 3 Esslöffel fettfreie Milch
- 1 Esslöffel Raps- oder Maisöl

Anweisungen:

1. Den Ofen auf 175°C vorheizen. Eine 20 cm x 20 cm große Backform leicht mit Kochspray einsprühen.
2. In einer mittelgroßen Schüssel die Zutaten für die Füllung vermengen und in die Form geben.
3. In einer anderen mittelgroßen Schüssel mit einer Gabel die Haferflocken, Pekannüsse, Mehl, braunen Zucker, Zimt und den restlichen Ingwer vermischen. Nach und nach die Milch und das Öl hinzufügen und rühren, bis die Mischung feucht ist. Über die Füllung streuen.
4. 30 Minuten backen oder bis die Pfirsiche weich sind und die Streusel goldbraun sind. Die Form auf ein Kuchengitter stellen und etwa 30 Minuten abkühlen lassen.
5. Warm servieren. Überreste abdecken und bis zu zwei Tage im Kühlschrank aufbewahren.

Kalorien: 200 | Kohlenhydrate: 37g | Eiweiß: 4g | Ballaststoffe: 4g | Cholesterin: 0mg | Fett: 5.5g

BLAUBEER-AHORN GEBACKENE RIEGEL

Portionen: 4 - ZUBEREITUNG: 20 MINUTEN

Zutaten:

- 250g Haferflocken
- 100g Rohmandeln
- 50g Vanille-Proteinpulver
- 175g Blaubeeren
- 5 Datteln, entsteint und gehackt
- 60ml Ahornsirup

Anweisungen:

1. Die Hälfte der Haferflocken (125g), des Proteinpulvers und der Mandeln in einen Mixer geben, um ein feines Mehl zu erhalten.
2. Als Nächstes die Hälfte der Blaubeeren (ca. 88g), Datteln und den reinen Ahornsirup hinzufügen.
3. Schließlich die restlichen Blaubeeren und Haferflocken hinzufügen und nur so lange verarbeiten, bis alles gerade kombiniert ist. Dies stellt sicher, dass Sie noch etwas herzhafte Haferflockentextur und Blaubeeren-Ausbrüche erhalten!
4. Alles in eine mit Backpapier ausgelegte Backform geben und 20-25 Minuten backen.
5. Die Riegel sind fertig, wenn die gebackene Mischung an den Rändern braun ist.

Kalorien: 200 | Kohlenhydrate: 37g | Eiweiß: 4g | Ballaststoffe: 4g | Cholesterin: 0mg | Fett: 5.5g

ERDBEER-MARGARITA-EIS (ALKOHOLFREI)

Portionen: 10 - ZUBEREITUNG: 20 MINUTEN

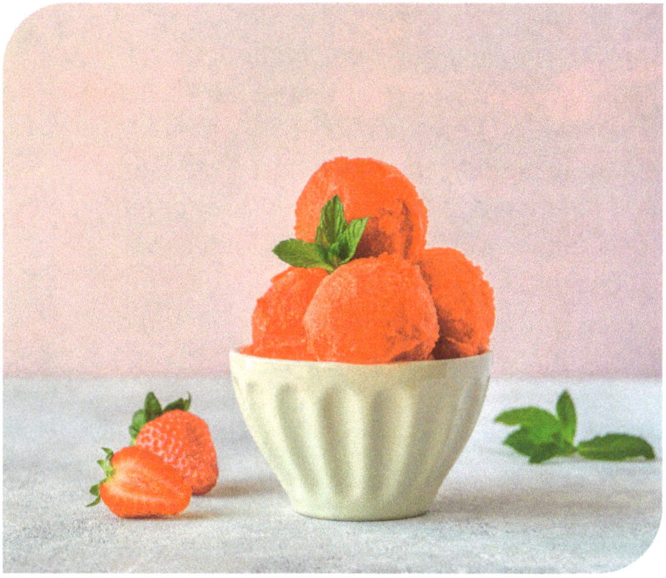

Zutaten:

- 500g frische Erdbeeren, gewaschen und entstielt
- Saft von 2 Limetten
- 100g Zucker oder nach Geschmack
- Eine Prise Salz
- 2 Teelöffel Limettenschale
- 500 ml Wasser

Anweisungen:

1. Erdbeeren, Limettensaft, Zucker, Salz und Wasser in einen Mixer geben und glatt pürieren.
2. Limettenschale unterrühren.
3. Die Mischung in eine Eismaschine geben und gemäß den Anweisungen des Herstellers zubereiten. Wenn Sie keine Eismaschine haben, können Sie die Mischung auch in eine flache Schale geben und alle 30 Minuten umrühren, bis sie fest ist.
4. Das Eis in einen gefrierfesten Behälter geben und mindestens 4 Stunden oder über Nacht gefrieren lassen, bis es fest ist.
5. Vor dem Servieren einige Minuten bei Raumtemperatur stehen lassen, um es leichter portionieren zu können.

Kalorien: 60 kcal | Kohlenhydrate: 15g | Eiweiß: 0,5g | Ballaststoffe: 1g | Cholesterin: 0mg | Fett: 0,2g

SCHOKOLADEN-NUSS-RIEGEL

Portionen: 12 - ZUBEREITUNG: 15 MINUTEN

Schokoladen-Nuss-Riegel sind eine unwiderstehliche Kombination aus knackigen Nüssen und köstlicher Schokolade. Diese handlichen Riegel bieten einen reichhaltigen Geschmack, der süß und herzhaft zugleich ist. Die Nüsse sorgen für Crunch, während die Schokolade eine zarte Süße hinzufügt. Diese Riegel sind der ideale Snack für Schokoladenliebhaber und Nussfreunde.

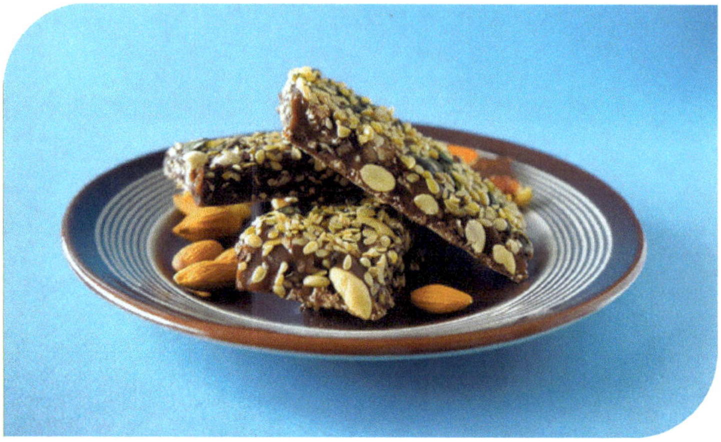

Zutaten:

- 200g Zartbitterschokolade (70% Kakao oder mehr)
- 5 Haferkekse
- 2 Handvoll Mandeln/Walnüsse
- 5 EL Sonnenblumen-/Chiasamen
- 5 EL gemahlene Leinsamen
- 1 Handvoll Rosinen

Anweisungen:

1. Die Schokoladenriegel in kleine einzelne Quadrate zerbrechen und jeden Haferkeks vierteln.
2. Etwas Wasser (bis zu einer Tiefe von ca. 2 cm) in einen mittelgroßen Topf geben und zum Kochen bringen.
3. Die Schokoladenstücke in eine hitzebeständige Rührschüssel geben und diese dann auf den Topf setzen. Gelegentlich umrühren, bis die Schokolade geschmolzen ist.
4. Den Herd ausschalten und die anderen Zutaten nacheinander in die geschmolzene Schokolade geben. Gründlich unterrühren, um sicherzustellen, dass alles komplett bedeckt ist.
5. Die Mischung in eine passende rechteckige Form oder einen Bräter geben, der mit Backpapier ausgelegt ist.
6. Sobald es abgekühlt ist, in den Kühlschrank stellen, bis es fest geworden ist. Dann kann man es in mundgerechte Stücke schneiden und genießen - natürlich in Maßen!

Kalorien: 180 | Kohlenhydrate: 15g | Eiweiß: 4g | Ballaststoffe: 3g | Cholesterin: 0mg | Fett: 11g

PFEFFERMINZ-MOKKA

Portionen: 6 - ZUBEREITUNG: 10 MINUTEN

Beeren-Sorbet ist eine erfrischende Leckerei, die die intensiven Aromen von frischen Beeren in jedem Löffel hervorbringt. Dieses cremige Sorbet wird aus pürierten Beeren, Zucker und einem Hauch Zitronensaft hergestellt und gefriert zu einer perfekten Konsistenz. Genieße die köstliche Frische von Beeren-Sorbet als erfrischendes Dessert oder einen leckeren Snack an warmen Tagen.

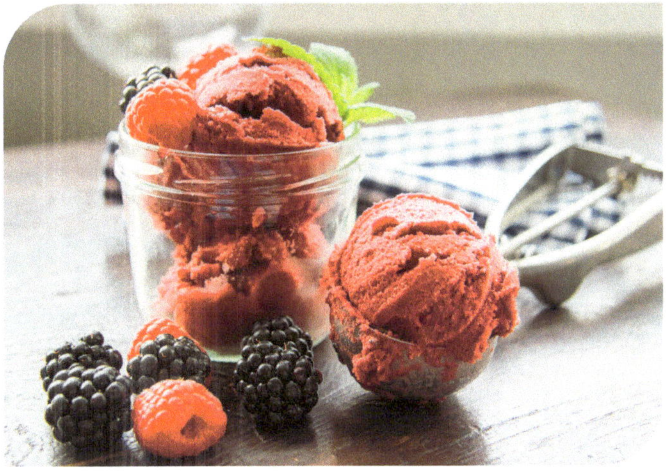

Zutaten:

- 500 g gemischte Beeren (z.B. Erdbeeren, Himbeeren, Blaubeeren, Brombeeren)
- 150 ml Wasser
- 150 g Zucker
- 1 Esslöffel Zitronensaft

Anweisungen:

1. In einem kleinen Topf Wasser und Zucker vermischen und zum Kochen bringen. Rühren, bis sich der Zucker aufgelöst hat. Vom Herd nehmen und abkühlen lassen. Dies ist Ihr einfacher Sirup.
2. Die Beeren in einem Mixer oder mit einem Stabmixer pürieren. Die Beeren sollten eine glatte Masse ergeben.
3. Den Zitronensaft und den einfachen Sirup zu den pürierten Beeren geben und gut vermischen.
4. Die Mischung in eine flache, gefrierfeste Schüssel geben und für 4 Stunden oder über Nacht einfrieren. Alle 30 Minuten während der ersten 2 Stunden umrühren, um Eiskristalle zu verhindern.
5. Vor dem Servieren das Sorbet etwa 10 Minuten bei Raumtemperatur stehen lassen, um es leichter portionieren zu können.
6. In Schüsseln anrichten und genießen!

Kalorien: 110 | Kohlenhydrate: 28g | Eiweiß: 0.5g | Ballaststoffe: 2g | Cholesterin: 0mg | Fett: 0g

Schlusswort

Wir möchten uns bei Ihnen für das Lesen bedanken und hoffen Ihnen mit unseren Rezeptideen und Inspirationen geholfen zu haben.

Falls Ihnen das Buch gefallen hat, würden wir uns freuen, wenn Sie uns über Amazon eine gute Bewertung hinterlassen.

Sollten Sie Anregungen oder Verbesserungsvorschläge haben, können Sie uns jederzeit unter der E-Mail-Adresse: kontakt@cookforfun.de kontaktieren. Wir werden uns innerhalb von 12h bei Ihnen melden.

Impressum:

Autoren: Mahmoud Abubaker, Ekrem Gülönü

E-Mail: kontakt@cookforfun.de

Verlag: Amazon Europe in Luxemburg

Printed in Poland
by Amazon Fulfillment
Poland Sp. z o.o., Wrocław

43918290R00058